ÉTUDE

SUR LES

FISTULES PYO-STERCORALES

CONSÉCUTIVES AUX

ABCÈS PHLEGMONEUX DE LA CAVITÉ ABDOMINALE

ET INDÉPENDANTES DES HERNIES

PAR

A.-L. BLIN,

Docteur en médecine de la Faculté de Paris,
Interne en médecine et en chirurgie des hôpitaux de Paris,
Ancien interne de la Maternité de Paris,
Lauréat de l'École de médecine de Rennes,
(1er prix : médaille d'argent, 1872).

PARIS

A. PARENT, IMPRIMEUR DE LA FACULTÉ DE MÉDECINE
31, RUE MONSIEUR-LE-PRINCE, 31

1879.

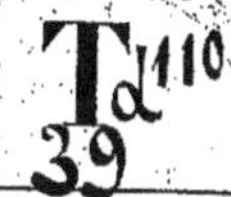

ÉTUDE

SUR LES

FISTULES PYO-STERCORALES

CONSÉCUTIVES AUX

ABCES PHLEGMONEUX DE LA CAVITÉ ABDOMINALE

ET INDÉPENDANTES DES HERNIES.

ÉTUDE

SUR LES

FISTULES PYO-STERCORALES

CONSÉCUTIVES AUX

ABCÈS PHLEGMONEUX DE LA CAVITÉ ABDOMINALE

ET INDÉPENDANTES DES HERNIES

PAR

A.-L. BLIN,

Docteur en médecine de la Faculté de Paris,
Interne en médecine et en chirurgie des hôpitaux de Paris,
Ancien interne de la Maternité de Paris,
Lauréat de l'École de médecine de Rennes,
(1er prix : médaille d'argent, 1872).

PARIS

V. ADRIEN DELAHAYE ET Cᵉ LIBRAIRES-EDITEURS

PLACE DE L'ÉCOLE-DE-MÉDECINE

1879

A MON PÈRE

A MA MÈRE

A LA MÉMOIRE DE MA SŒUR

A MES PARENTS

A MES AMIS

Blin.

ÉTUDE

SUR LES

FISTULES PYO-STERCORALES

CONSÉCUTIVES AUX

ABCÈS PHLEGMONEUX DE LA CAVITÉ ABDOMINALE

ET INDÉPENDANTES DES HERNIES

AVANT-PROPOS.

Notre but est d'étudier, sous la dénomination de fistules pyo-stercorales, une complication assez rare de certains abcès de la cavité abdominale : le foyer purulent s'est ouvert à la fois dans un segment de l'intestin et à l'extérieur ; il est intermédiaire à ces deux ouvertures anormales qui, l'une et l'autre, donnent issue à la suppuration ; en même temps les matières fécales pas sent dans le foyer, de sorte que les selles contiennent du pus, et que par l'orifice cutané de la fistule s'écoulent au dehors des produits intestinaux, mélangés à ceux de la cavité purulente.

Le point de départ de cette variété de fistules stercorales est donc un abcès; cet abcès; qui a pris naissance soit dans le tissu cellulaire péri-rénal, soit dans le tissu péri-cœcal ou dans celui des fosses iliaques, est la maladie primitive : c'est lui qui est l'occasion et la cause de la fistule.

L'orifice qui fait communiquer la cavité purulente avec l'intestin n'est pas seulement la simple ouverture d'un abcès dans le tube digestif, chose relativement fréquente, mais il permet en même temps le passage des matières intestinales dans le foyer intermédiaire : la complication est double, la fistule est à la fois purulente et stercorale.

Elle est essentiellement distincte, par la nature de ses excrétions comme par son origine, des fistules stercorales dont le point de départ est une hernie étranglée. Que les anus anormaux consécutifs aux hernies excrètent parfois un peu de pus avec les matières stercorales, c'est là un fait acquis; mais outre que ce fait n'est pas constant, et ne survient qu'accessoirement, il y a, entre les fistules consécutives aux hernies et celles qui succèdent à un abcès, toute cette différence que, dans un cas, c'est la fistule qui est l'occasion de la suppuration, et que dans l'autre c'est l'abcès qui est la cause de la fistule.

Nous éliminons donc, une fois pour toutes, de notre travail les fistules stercorales consécutives aux hernies ; nous plaçons dans une classe à part celles qui ont leur point de départ dans un abcès ; et considérant que deux

éléments concourent à leur production, d'une part, le
pus, de l'autre, les matières venues de l'intestin, nous
croyons qu'elles peuvent être désignées par le nom col
lectif de fistules *Pyo-stercorales*.

M. le professeur Verneuil, dans une communication
faite à la Société de chirurgie, leur donne la dénomination de fistules stercoro-purulentes; si nous lui préfé-
rons celle de fistules pyo-stercorales, c'est que cette dernière appellation comprend non seulement la composition des matières excrétées, mais aussi l'ordre suivant
lequel elles apparaissent, le pus d'abord, les matières
fécales en dernier lieu. Elle exprime à la fois leur nature
et leur mode de succession.

Les auteurs classiques ne mentionnent pas ou mentionnent à peine cette terminaison possible des abcès
phlegmoneux de la cavité abdominale; elle n'a fait le
sujet d'aucune monographie; nous avons pensé qu'il y
avait là une lacune et, dans la mesure de nos forces,
nous avons essayé de la combler. Dans ce but, sans nous
contenter des cas particuliers que nous avons eu la
bonne fortune de rencontrer, nous avons entrepris des
recherches; nous n'avons trouvé que des observations
isolées, accompagnées ou non de quelques réflexions.
Alors, convaincu d'avoir réuni la grande majorité de
celles publiées tant en France qu'à l'Etranger, nous les
avons analysées et comparées. De cette étude nous avons
pu faire ressortir des idées générales et tirer des conclusions basées sur des faits suffisamment nombreux pour
qu'il nous parût légitime d'entreprendre sur ce sujet un
travail d'ensemble.

Pendant notre année d'internat à l'hôpital Beaujon,
notre excellent maître, M. le professeur L. Le Fort a at-

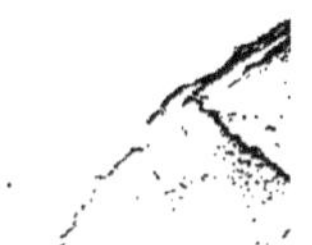

tiré notre attention sur ce point de la Pathologie chirur-
gicale, et nous a conseillé de chercher à l'éclaircir. Nous
le prions d'accueillir avec indulgence ce modeste travail,
dont l'idée première lui appartient. Nous sommes heureux en même temps de pouvoir l'assurer ici de toute
notre reconnaissance pour le bienveillant intérêt qu'il
n'a cessé de nous témoigner.

DIVISIONS.

N'ayant trouvé aucun chapitre spécial dans les ou-
vrages classiques, aucune monographie qui eût trait à
notre sujet, nous avons jugé qu'un Historique de la
question, se réduisant forcément à une simple énumération, n'aurait été que la répétition de l'Index bibliographique placé à la fin de ce travail. Nous nous sommes
donc contenté de ce dernier, en essayant de le faire
aussi complet que possible.

Ce travail est divisé en deux Parties :

La première Partie comprend l'exposé anatomo-pathologique et clinique de l'affection ; elle est subdivisée
en huit chapitres :

Le premier est consacré à l'Etiologie. Il contient aussi
l'énumération des divers abcès qui ont donné lieu à des
fistules pyo-stercorales : nous les avons classés d'après
la région qu'ils occupent, faisant une catégorie spéciale
des abcès accompagnés de la sortie de vers intestinaux.
Nous donnons, dans ce chapitre, une division qui sera
conservée dans ceux qui suivent ;

Le deuxième chapitre traite de l'Anatomie pathologique .

Le troisième, de la Physiologie pathologique.

Dans le quatrième, nous exposons le tableau clinique de la maladie, et nous faisons suivre l'étude des Symptômes de celle des complications ;

Le cinquième contient la Marche, la Durée, les Terminaisons ;

Le sixième, le Pronostic ;

Le septième, le Diagnostic;

Le huitième est consacré au Traitement ;

La deuxième Partie contient nos Observations personnelles, celles que nous avons traduites, d'autres résumées.

Enfin nous exposons les Conclusions et terminons par un Index bibliographique.

PREMIÈRE PARTIE

CHAPITRE PREMIER

Étiologie.

Les nombreux organes qui sont contenus dans la cavité abdominale affectent tous avec le tube intestinal des rapports plus ou moins étendus et plus ou moins intimes. Aussi n'est-il pas surprenant que les abcès de ces organes ou du tissu cellulaire qui les entoure s'ouvrent une issue fréquente dans un segment de l'intestin. Mais ce qui est plus rare, c'est de voir les suppurations se faire jour à la fois dans cette portion du tube digestif et à l'extérieur; plus rares encore sont les cas, dans lesquels il ne se produit pas seulement un écoulement de pus par ces deux ouvertures, mais où il se fait en même temps un épanchement de matières fécales dans le foyer de l'abcès, avec la sortie consécutive de ces matières par la plaie extérieure, ceux, en un mot, qui se compliquent de fistules pyo-stercorales.

Parmi les suppurations de la cavité abdominale, nous ne trouvons aucune inflammation viscérale suivie de suppuration, telle que : abcès du foie, de la rate ou des reins, qui ait donné lieu aux fistules que nous étudions. Ce sont seulement les suppurations qui prennent naissance dans le tissu cellulaire, qui nous en ont fourni des exemples ; ajoutons même immédiatement que les collections purulentes péri-hépatiques, péri-spléniques, péri-utérines, péri-vésicales sont aussi étrangères à cette complication. Nous verrons plus loin que les rapports étendus de ces organes avec le péritoine expliquent en grande partie cette immunité.

Quant aux péritonites, soit idiopathiques, soit symptomatiques terminées par suppuration avec ouverture simultanée à l'extérieur et dans l'intestin, comme il en existe des exemples dans plusieurs monographies (1), ce sont là des cas complètement distincts de ceux que nous étudions. Les suppurations qui donnent lieu aux fistules pyo-stercorales décrites ici sont indépendantes de toute diathèse tuberculeuse ou cancéreuse, et étrangères à toute inflammation primitive du péritoine. Si cette séreuse a quelque connexion avec les lésions produites, ce n'est que consécutivement, soit par les adhérences qu'elle contribue à former, comme nous le verrons plus loin, soit par son inflammation compliquant, dans des cas rares, et terminant malheureusement les fistules pyo-stercorales. Pour toutes ces raisons, les péritonites suppurées sont distraites de notre sujet.

(1) Gauderon, De la péritonite idiopathique aiguë des enfants, etc., th. de doctorat, Paris, 1876.

Gœbel, th. de doct., Paris 1876.

Nous en avons de même éliminé les fistules ano-périnéales très fréquentes, et qui ont une allure toute spéciale, complètement différente de celles qui nous intéressent.

Finalement, les abcès qui peuvent se compliquer de fistules pyo-stercorales sont : les abcès périnéphrétiques, les pérityphlites suppurées, les abcès des fosses iliaques droite et gauche, enfin ceux qui s'accompagnent de l'issue de vers intestinaux, et qui peuvent siéger dans l'une des régions que nous venons de citer, fosse iliaque, région lombaire, ou, ce qui est plus fréquent, à la région ombilicale.

Avant d'entrer dans les détails, donnons immédiatement un tableau comparatif représentant la proportion suivant laquelle ces divers abcès ont donné lieu à des fistules pyo-stercorales.

Sur un total de 72 cas, nous trouvons qu'elles ont eu pour origine des :

Abcès périnéphrétiques......... 5 fois	à droite........, 2 fois.	
	à gauche ...... 2 —	
	côté inconnu... 1 —	
Pérityphlites................... 18 —		
Abcès de la fosse iliaque......... 31 —	à droite....... 17 —	
	à gauche...... 7 —	
	côté inconnu .. 7 —	
Abcès avec issue de vers intestinaux.... .... 18 —	à droite....... 4 —	
	à gauche..... 3 —	
72 —	ombilic....... 6 —	
	siège inconnu.. 5 —	

Voyons maintenant quelles sont les causes qui semblent avoir donné le plus fréquemment lieu à ces abcès.

Les contusions et le froid, pour les abcès périnéphré-

tiques ; le traumatisme, des corps étrangers, l'engouement stercoral plus rarement, pour les périityphlites ;
enfin le refroidissement, les fatigues par marche excessive, les faux pas suivis d'efforts pour se préserver d'une
chute, le traumatisme direct, les fausses couches (3 cas),
pour les abcès des fosses iliaques : telles sont les causes
mentionnées dans nos diverses observations. On voit
que ce sont celles habituellement signalées pour ces
affections, et qu'il n'y a rien là de spécial qui puisse
expliquer leur terminaison par fistule pyo-stercorale.

Quant aux fistules de ce genre, qui s'accompagnent
de la sortie de vers intestinaux, elles sont rangées par
les auteurs (1) en deux catégories : ou bien, le ver perfore
les parois intestinales, et l'ouverture produite par sa
sortie ne permet pas ordinairement l'épanchement de
matières fécales ; mais, qu'il se produise ou non, un
abcès se forme sous l'influence de l'irritation produite
par le ver, et cet abcès est suivi de fistule pyo-stercorale,
avec issue d'un ou de plusieurs vers intestinaux ; ou
bien, ce qui paraît plus vraisemblable, un foyer purulent complètement étranger à l'existence de vers intestinaux a donné lieu à une fistule ; puis, à un certain jour,
en général éloigné du début de la maladie, on aperçoit
par hasard, au milieu du pus et des matières fécales, des
vers intestinaux. Leur sortie comme leur existence aurait pu passer inaperçue ; aucun phénomène spécial
n'avait révélé leur présence. L'abcès non plus que la
fistule ne sauraient leur être imputés.

Nous aurions pu classer ces derniers cas avec les abcès

(1) V. Davaine, Traité des entozoaires et des maladies vermineuses, p. 194.

ordinaires signalés plus haut : nous avons préféré en faire une catégorie spéciale par cette simple raison qu'il semble difficile, à moins que ces phénomènes ne se présentent avec une netteté indiscutable, de faire une distinction précise et sûre entre ces deux modes de sortie des vers intestinaux.

Ces restrictions faites, nous allons maintenant passer en revue quelques considérations qui pourront nous expliquer, dans une certaine mesure, la production des fistules pyo-stercorales.

Grisolle a écrit : « Les abcès des fosses iliaques s'ouvrent fréquemment dans le gros intestin, et il est utile de noter que cette voie d'élimination se fait plus souvent pour les abcès du côté droit que pour ceux du côté gauche. L'anatomie nous explique cette différence : à roite, en effet, le pus est généralement en contact avec la face postérieure du cœcum et du côlon ascendant, parties qui, étant dépourvues de péritoine, n'opposent qu'une faible résistance (1). »

Plus tard Lancereaux faisant la même remarque au sujet des suppurations péri-rénales, dit : « La tendance de l'abcès périnéphrétique à s'ouvrir dans cette partie de l'intestin est favorisée par les dispositions anatomiques qui existent entre le côlon et le péritoine ; le côlon, en effet, est le plus souvent, par sa face postérieure, en contact immédiat avec le pus, et la fragilité même de ses parois rend aisément compte de sa perforation. » (2).

---

(1) Grisolle, Path. int. Tum. phlegmoneuses des fosses iliaques, t. I, p. 606.

(2) Lancereaux, Dict. encyclopédique, article Rein (3e série, t. III, p. 606).

Courbon (1) insiste aussi, dans le même ordre d'idées, sur les rapports directs sans interposition du péritoine, du rein avec le côlon, du cœcum avec la fosse iliaque. Tous les livres classiques d'anatomie signalent l'importance de cette disposition.

Nous pouvons donc admettre et placer en première ligne, pour expliquer la production des fistules pyostercorales, une véritable *cause anatomique*. Elle est justifiée d'ailleurs par l'analyse de nos observations qui montre, comme nous le verrons à l'article anatomie pathologique, que c'est presque toujours le gros intestin qui est le siège de la perforation.

On nous permettra de mentionner, abrité par l'expérience des maîtres, une cause d'une autre nature ; celle-là peut être évitée, elle dépend du chirurgien : « Si ces abcès, disait Dolbeau à la Société de chirurgie, au milieu de la discussion que provoqua la communication de M. Verneuil, si ces abcès finissent par communiquer avec l'intestin, cela tient à la timidité avec laquelle on les traite, aux ponctions capillaires, au drainage, etc., alors que le salut consiste dans une large ouverture. Ces abcès sont souvent sonores à la percussion : symptôme qui n'est point fait pour rassurer les médecins et les engager à ouvrir une large baie. Je me souviens que dans un remplacement de Jobert que je fis à l'Hôtel-Dieu, j'eus l'occasion d'ouvrir un de ces abcès, et un étranger qui assistait à l'opération crut que j'avais ouvert l'S iliaque. La malade a, par parenthèse, parfaitement guéri. Je crois donc, en résumé, que ces abcès

(1) Courbon, Mémoire sur les abcès de la fosse lombaire, Paris, 1873, p. 37.

demandent à être largement ouverts, c'est-à-dire avec l'incision recommandée par A. Cooper pour la ligature de l'iliaque externe, sous peine de voir la rétention du pus se produire, et l'intestin s'ouvrir secondairement. » (1).

Nous n'avons rien à ajouter à cette citation, la cause et le moyen de la supprimer y apparaissent assez clairement.

Il nous reste à examiner la fréquence de cette terminaison des abcès, l'influence que peuvent exercer leur siège, celle de l'âge, du sexe des malades.

Fréquence. — Il est difficile, pour ne pas dire impossible, de donner des chiffres, même approximatifs, exprimant la proportion des fistules pyo-stercorales pour un nombre d'abcès donné. Ce que nous pouvons dire, c'est qu'habituellement elles ne se rencontrent pas fréquemment dans les hôpitaux, que les auteurs classiques, soit dans l'histoire des abcès, soit dans celle des anus anormaux, ne les mentionnent que d'une manière accessoire, et que les observations, ou bien parce qu'elles sont rares, ou bien parce qu'elles n'ont pas été publiées, sont relativement peu nombreuses et demandent à être cherchées.

Age. — On a rencontré cette complication à tout âge, depuis l'enfance jusqu'à la vieillesse. Toutefois, c'est de 20 à 30 ans qu'elles paraissent le plus fréquentes, puis de 40 à 45 ans; viennent ensuite les périodes de 14 à 20 ans, de 50 à 70, de 7 à 10 et enfin de 30 à 35. Donc, rien de bien spécial quant à l'âge des malades.

Sexe. — Les deux chiffres suivants expriment leur fréquence relative chez l'homme et chez la femme.

(1) Dolbeau, Soc. de chir., 1874, p. 209.

Sur 72 cas on trouve :

Hommes. . . . . , ... 39

Femmes. . . . . , . . . 33

Siège. — L'influence du siège est marquée comme i[
suit :

	A droite.	A gauche.	A la région ombilicale.	Siège inconnu
Pérityphlites........	17	0	1	
Abc. de la f. iliaque.	17	7	0	
Abc. pé rinéphr......	2	2	0	13
Abc. avec v. int.....	4	3	6	
	40	12	7	13

On voit que la prédilection de ces fistules pour le côté
droit est fortement accentuée, puisque la proportion est
de 7,64 pour 10 à droite, et de 2,35 seulement à gauche.

Influence du sexe sur le siège des fistules. — Dolbeau
dit : « J'ai été, pour ma part, frappé à plusieurs reprises
de la manière dont se comportent ces abcès de la fosse
iliaque gauche, et je les crois spéciaux aux femmes :
témoin un fait que j'observai à l'Hôtel-Dieu sur une
femme qui s'était fait avorter. » (1)

L'examen de nos observations ne nous permet pas de
partager cette opinion ; en effet, nous trouvons 4 cas
seulement de fistules pyo-stercorales chez la femme, à
gauche, pour 8 que nous trouvons chez l'homme, et 22
à droite chez ce dernier pour 19 chez la femme. On ne
peut donc pas affirmer que le côté gauche soit exclusif
à la femme dans cette affection, voire même quand il
s'agit de suites de couches, puisque sur 3 cas de ce
genre, 2 sont à gauche et le troisième à droite.

(1) Dolbeau, loc. cit., p. 209.

Blin.

CHAPITRE II.

Anatomie pathologique.

L'étude anatomo-pathologique générale des fistules pyo-stercorales révèle un ensemble de caractères, qui suffit à leur accorder d'emblée un rang spécial parmi les autres fistules stercorales. Dans les anus contre nature consécutifs aux hernies, les deux orifices ne sont habituellement séparés que par un court trajet intermédiaire, par suite de l'accollement des deux surfaces muqueuse et cutanée. Ici la disposition est toute autre : nous avons trois régions bien distinctes. « Dans la profondeur, la cavité intestinale et l'orifice de perforation ; à la surface, l'ouverture cutanée ; entre eux, un trajet plus ou moins long, une cavité intermédiaire plus ou moins régulière, plus ou moins spacieuse, tapissée par une membrane pyogénique. Chaque région fournit ses fluides spéciaux, — matières intestinales, liquides ou gazeuses, sécrétion purulente, air atmosphérique, avec ses molécules en suspension, — qui, incessamment mélangés, réagissent chimiquement les uns sur les autres et peuvent acquérir des qualités nuisibles dont souffrent les membranes épithéliales, pyogéniques et épidermiques qui subissent leur contact. Ajoutons que le pus, modifié déjà par l'air et les fluides stercoraux, peut encore stagner et s'altérer davantage, si la cavité intermédiaire est vaste et anfractueuse ; si l'orifice cutané, trop étroit ou mal situé, ne lui offre pas une issue suffisante (1). »

Ce qui précéde nous montre que nous avons, au point de vue anatomo-pathologique, à étudier les différents points suivants :

1º La cavité intermédiaire, ou pyo-stercorale ;

2º L'orifice de communication avec l'intestin, et les lésions de ce dernier ;

3º L'orifice de communication extérieure ;

4º Le contenu de la cavité ;

5º Les lésions accessoires des viscères et des tissus voisins.

1º Cavité intermédiaire ou pyo-stercorale.

Cette cavité, placée entre la perforation intestinale et l'ouverture cutanée, sorte de réservoir où s'accumulent et ses produits de sécrétion propre et les matières venues de l'intestin, constitue une des particularités les plus caractéristiques des fistules pyo-stercorales, par les dispositions anatomiques qu'elle présente et par l'in-fluence qu'elle exerce, comme nous le verrons plus tard sur la marche et les terminaisons de ces fistules.

a.) Conformation intérieure. — Elle offre toujours un aspect *irrégulier*, anfractueux, ce qu'on comprend facilement, en réfléchissant qu'elle s'est formée au milieu

____

(1) Verneuil, loc. cit., p. 196.

et aux dépens des tissus et des viscères qui l'entourent, et que le pus sécrété par elle a dû se créer une place en écartant et en refoulant ces organes.

Presque toujours *unique*, le foyer peut cependant, comme dans le cas de Chandelux, être formé par *deux cavités* isolées, et communiquant séparément avec deux perforations intestinales distinctes. Il est même à supposer que cette disposition doive exister fréquemment au début, mais que par suite des progrès de la suppuration, il se fasse consécutivement une fusion des deux poches et des deux perforations voisines, rendant uniques l'orifice et le foyer.

La *consistance* de la paroi interne est loin d'être uniforme : tomenteuse et bosselée sur certains points, elle est, sur d'autres, lisse et polie. Elle présente parfois des parties épaissies, des indurations circonscrites, au point d'acquérir même une consistance squirrheuse (Sédillot). Dans d'autres cas, les parois semblent être creusées au centre d'une induration qui peut remplir toute la fosse iliaque (Verneuil).

Un fait qui nous paraît digne d'être noté, c'est l'existence, dans l'épaisseur de ces parois, de petits *abcès interstitiels*, qui pourraient bien être l'origine de ces culs-de-sac que nous avons trouvé plusieurs fois signalés, d'une profondeur de 2 à 3 centimètres, communiquant en général largement avec le foyer primitif et incapables de retenir le pus.

Il peut aussi exister dans l'intérieur de la cavité pyo-stercorale des saillies molles et tomenteuses, flottantes ; elles sont constituées par un segment de l'intestin, et le plus souvent par l'appendice iléo-cœcal mortifié, béant, qui plonge dans le foyer de l'abcès, et y verse le contenu

de l'intestin, de sorte qu'on peut vraiment dire que cette
cavité est une sorte de cloaque, où se confondent les
sécrétions purulentes et les produits de l'intestin. Cette
saillie d'une anse intestinale ouverte dans la poche intermédiaire donne, au doigt qui l'explore, une sensation spéciale de mollesse, comme fongueuse, que nous
avons eu l'occasion de constater chez la malade qui fait
le sujet de l'observation I. C'est là un signe précieux à
l'aide duquel on peut déterminer le point de communication de la poche avec l'intestin.

b.) Capacité. — Elle est extrêmement variable. Tantôt
elle a le volume d'un œuf d'oie (Puchelt); tantôt on se
trouve en présence d'une vaste cavité dont il est impossible de sentir le fond à l'exploration digitale. Elle peut
occuper toute la fosse iliaque et remonter jusqu'aux
fausses côtes; elle peut atteindre les dimensions de
7 centimètres sur 15 (Verneuil), ou, comme dans le cas
de Whitmore, se présenter sous la forme d'une tumeur
volumineuse, sous-péritonéale, étendue de la dernière
côte au-dessous du ligament de Poupart et de l'épine
iliaque antérieure au corps des vertèbres lombaires.

*c.) Situation. Mode de formation. Adhérences. Struc-
ture.* — Les collections purulentes qui sont le point
de départ des fistules pyo-stercorales sont toutes situées
en dehors de la cavité péritonéale, soit qu'elles occupent le tissu cellulaire péri-rénal, soit qu'elles aient
pris naissance dans les fosses iliaques ou derrière le
cœcum. A mesure que le pus augmente, et que le foyer
s'agrandit, le péritoine progressivement refoulé, se décolle, et permet au pus de s'étendre, de manière à pou-

voir atteindre, sans perforer la séreuse, la paroi de l'abdomen opposée à celle où il s'est primitivement formé. Nous tenions à bien spécifier cette situation extra-péritonéale de la cavité intermédiaire. C'est là un des points essentiels de l'étude anatomique des fistules pyo-stercorales.

Quant aux régions occupées par le foyer, elles sont deux principales : la région de la fosse iliaque et la région rénale, la première contenant le cœcum à droite et l'S iliaque à gauche, la seconde les côlons, descendant à gauche et ascendant à droite. Tantôt la cavité reste limitée à l'une ou l'autre de ces régions ; tantôt elle passe d'une région à l'autre, par exemple d'une fosse iliaque d'un côté à celle du côté opposé (Sédillot). Mais ce qui est surtout remarquable et contribue à donner une physionomie presque analogue aux fistules des deux régions, c'est que souvent les abcès de la fosse iliaque remontent vers la région rénale, et presque toujours les abcès périnéphrétiques empiètent sur la région iliaque.

C'est ainsi que dans une des observations de John Burne, où le point de départ a été la fosse iliaque, le foyer occupe les régions iliaque et lombaire droites. C'est ainsi que dans notre observation I, nous voyons la cavité primitivement située dans la fosse lombaire s'étendre à la fosse iliaque du même côté.

Telles sont les particularités principales, relatives au siège du foyer intermédiaire. Voyons maintenant comment se forment ses parois, comment elles sont constituées et quelle est leur structure.

Le mode de formation des parois de l'abcès dépend évidemment de la région qu'il occupe. S'agit-il d'un abcès de la fosse iliaque, ce sont alors les muscles, les aponévroses qui contribuent pour la plus grande part à circonscrire le foyer, lequel se trouve tantôt au-dessus de l'aponévrose, tantôt et plus souvent entre celle-ci et le muscle iliaque. A-t-on affaire à une pérityphlite, on a vu l'appendice vermiforme épaissi, se confondant avec le tissu cellulaire induré, se dilater et constituer à lui seul la poche pyo-stercorale. Dans ces cas, il se déplace, se porte en avant, ou bien en haut, du cœcum à l'ombilic par exemple (Southam).

Nous devons ajouter qu'en général l'une des parois et quelquefois plusieurs sont formées par des adhérences établies entre des organes voisins, témoin l'observation de Chandelux, dans laquelle la paroi abdominale ferme en avant la cavité intermédiaire, tandis que celle-ci est partout ailleurs limitée par des adhérences qui se sont établies entre le foie, le côlon ascendant, l'épiploon, le péritoine; témoin celle de Puchelt, dans laquelle des adhérences vont de la face postérieure du côlon ascendant aux muscles abdominaux.

Ces *adhérences* jouent un rôle important dans l'établissement de la fistule pyo-stercorale. « Pour qu'une ouverture accidentelle de l'intestin, dit M. le professeur Guyon, donne d'une façon permanente passage aux matières intestinales, il est nécessaire qu'une plaie ait été produite à la paroi abdominale, et que les deux solutions de continuité soient maintenues rapprochées par des adhérences suffisamment solides. » (1).

L'auteur a spécialement en vue les fistules consécutives aux hernies étranglées. Or ces phénomènes peu-

(1) Guyon, Dict. encycl., t. V, 1re série, p. 503.

vent aussi se produire, comme il le laisse entendre d'ailleurs, à la suite d'abcès ; mais les conditions ne sont plus les mêmes : ce qui fait la distinction, c'est que la perforation intestinale et l'ouverture cutanée, non-seulement ne sont pas en contact, mais sont séparées par un trajet, souvent long, toujours appréciable, et surtout par une poche purulente ; et alors, ce ne sont plus les parois abdominales, mais les parois de la cavité intermédiaire qui sont reliées à l'intestin perforé par des adhérences.

D'après les expériences de Legendre (1), ces adhérences se forment rapidement dans le cas de fistule stercorale, suite d'étranglement herniaire, entre la surface péritonéale de l'intestin et le péritoine qui revêt la paroi abdominale, en vertu de la facilité spéciale qu'ont les surfaces séreuses, pour peu qu'elles soient irritées, de contracter entre elles des adhérences ; et c'est là une circonstance heureuse, qui prévient l'épanchement des matières intestinales dans la cavité péritonéale.

Dans les fistules pyo-stercorales les conditions sont changées ; ce ne sont plus des surfaces péritonéales qui adhèrent entre elles et assurent l'écoulement des matières stercorales par l'orifice extérieur. Que le péritoine contribue à former les adhérences, nous ne le nions pas ; mais, le plus souvent, c'est entre des tissus ou organes de structure variable et peu aptes à adhérer qu'elles s'établissent, et leur formation se fait lentement. Il semrait donc que les matières stercorales dussent fréquemment s'épancher dans la cavité péritonéale et déter-

(1) Legendre *Mémoire de la Soc. de chir.* 1863, t. V, p. 227.

miner une péritonite suraiguë ; c'est ainsi en effet que
les choses se passeraient, si un abcès n'avait précédé la
perforation. Alors même que la cause première des accidents est un corps étranger, les conditions restent identiques ; car, ou bien il est peu volumineux (aiguille,
arète de poisson, par exemple,) et perfore l'intestin ;
mais en raison de ses faibles dimensions, la perforation
n'est pas assez grande pour permettre l'issue des matières fécales, le corps étranger arrive seul dans le tissu
cellulaire et l'enflamme ; ou bien, son volume est plus
considérable, il reste dans l'intestin ; celui-ci irrité s'enflamme, et par voisinage ou par extension, il se produit
une phlegmasie péri-intestinale ; dans les deux cas,
l'abcès a précédé l'épanchement stercoral. Cette préexis-
tence de l'abcès est plus évidente encore quand la cause
est en dehors de l'intestin. Donc la perforation est précédée de phénomènes inflammatoires, lesquels retentis-
sent sur les organes environnants et provoquent les
adhérences qu'on peut appeler préservatrices. Ainsi le
segment intestinal qui va être le siège de la perforation
se trouve préalablement circonscrit, et les matières qui
en sortiront, n'auront qu'une issue, la cavité purulente.
Ainsi se trouve assurée contre l'épanchement stercoral
l'immunité du péritoine. Ce qui contribue encore à préserver cette séreuse, c'est qu'elle se défend elle-même
contre l'inflammation qui se fait à son voisinage : elle
s'épaissit, résiste au pus, et fournit même fréquemment
une paroi à la cavité pyc-stercorale.

Disons enfin, que la disposition anatomique des parties enflammées vient en aide aux adhérences pour pro-
téger le péritoine. Cela est évident pour la fosse iliaque
et la région cœcale ; cela est encore vrai pour la région

rénale, et Courbon a dit avec raison des périnéphrites :
« On ne connaît qu'une seule observation certaine d'ouverture des abcès de la fosse lombaire dans le péritoine (1). » Il en donne d'ailleurs l'explication : « Comme
la fosse lombaire est en partie séparée du péritoine par
le rein et le côlon, et que le voisinage de l'inflammation
et du pus détermine l'adhérence des deux feuillets de
cette séreuse et leur épaississement, on conçoit la rareté
de l'ouverture des abcès de la fosse lombaire dans la
cavité péritonéale (2). »

De toutes ces considérations il résulte que plusieurs
éléments entrent dans la *structure* des parois de la cavité
pyo-stercorale : aponévroses, muscles, parois intestinales, péritoine épaissi, adhérences. Enfin une *membrane
pyogénique* la tapisse à l'intérieur.

Notons encore une particularité anatomique que nous
trouvons signalée dans deux cas (Verneuil et Chandelux) : le *nerf crural* était tout entier compris dans la
cavité de l'abcès et dans ces deux cas, on avait observé
dans le membre inférieur et surtout au niveau du genou
de violentes douleurs provoquées ou exaspérées par les
injections faites dans la poche.

La cavité intermédiaire ainsi constituée communique
d'une part avec l'intestin, de l'autre avec l'extérieur.

2ª *Orifice de communication avec l'intestin.*

A son étude se rattachent des considérations sur sa

(1) Gardien, Journ. clin. des hôp. de Lyon, t. II, p. 543, 1830.
(2) Courbon, loc. cit., p. 63.

forme, ses dimensions, son siège, etc. Nous ajouterons quelques mots sur l'état de l'intestin au voisinage de la perforation. Quant au mécanisme qui préside au passage des matières fécales dans la poche, et du pus dans l'intestin, il sera étudié dans le chapitre suivant.

Les caractères anatomiques de la perforation intestinale peuvent être constatés surtout à l'autopsie, quelquefois sur le malade vivant, dans le cas où les dimensions du trajet fistuleux permettent l'exploration digitale ou lorsqu'on tente une opération pour la cure de la fistule.

a.) L'ouverture intestinale est *unique* ou *multiple*. Dans les 11 autopsies consignées dans nos observations, nous ne trouvons que 4 cas de perforation double ou multiple ; dans les autres, on signale l'existence d'un seul orifice, ou bien les auteurs se sont tus à ce sujet. Quand la perforation est multiple, ordinairement les deux orifices sont voisins, l'un grand, l'autre trop étroit pour pouvoir donner passage aux matières. Dans un cas, il y avait perforation au sommet et à la base de l'appendice vermiforme, et les matières pouvaient sortir librement par les deux ouvertures.

b.) La *forme* de la perforation est généralement *circulaire*, tantôt irrégulière, tantôt uniformément arrondie, et un peu infundibuliforme.

c.) Ses *dimensions* sont variables. Au début, on peut n'avoir qu'un petit pertuis, qui s'agrandit dans la suite par le travail de suppuration et par les efforts des matières fécales à s'échapper par l'ouverture intestinale. Il peut atteindre ainsi 4 à 5 millimètres de largeur. (Verneuil), le diamètre d'une pièce de **deux francs**, de cinq francs (Chandelux), une circonférence égale à celle d'un écu de trois livres (Whitmore). Dans certains cas, l'intestin gangréné est béant dans la cavité de l'abcès ; dans d'autres, l'orifice était très étroit, et alors il est dit que les matières, pendant la vie, n'apparaissaient que par intervalles à l'orifice cutané, et que les lavements ne ressortaient pas par cette voie.

La solution de continuité ne comprend ordinairement qu'une partie de la circonférence de l'intestin ; dans la plupart des observations, nous lisons que la perforation occupait soit la face antérieure, soit la face postérieure, cette dernière le plus souvent. Dans quelques cas où l'ouverture comprenait toute la circonférence, il s'agissait ou bien de l'appendice iléo-cœcal, ou bien du cœcum dans un point voisin de l'insertion de l'appendice.

d.) Aspect général. Structure. — En général, l'orifice de communication se présente sous l'aspect d'un bourrelet, qui tranche par sa couleur foncée sur la teinte plus pâle de la membrane pyogénique. Il est tapissé par la muqueuse qui va se réunir à la membrane granuleuse, et la longueur du tissu muqueux peut mesurer 7 à 8 millimètres.

Les membranes de l'intestin qui circonscrivent l'ouverture sont tuméfiées, épaissies, parfois la muqueuse décollée est en partie détruite. Dans d'autres cas, l'intestin ulcéré nage au milieu des liquides et des matières de la poche et y verse largement son contenu.

L'intestin, au niveau de sa perforation, est fixé aux parois de l'abcès par les adhérences dont nous avons parlé : celles-ci ont même pu entraîner le segment ouvert de l'intestin et le déplacer d'une manière permanente. Chez un malade guéri de sa fistule, et qui mourut plus tard d'une autre affection, on trouva l'appendice vermiforme adhérent à la cicatrice de l'abcès et présentant des traces d'inflammation antérieure (John Burne).

e.) Siège de la perforation. — Le tableau suivant, basé sur 72 observations, contient, au point de vue du siège de la perforation, 34 inconnues. Dans les 38 autres cas, le siège a été établi soit par l'examen nécroscopique, soit d'après des symptômes qui ne laissaient aucun doute sur le point perforé.

FISTULES PYO-STERCORALES PRODUITES PAR DES :

Communiquant avec :

Abcès périnéphrétiques.	5	Gros intestin. 2	Colon descendant. 1
			Cœcum 1
		? 3	
Pérityphlites	18	Cœcum 18	
Abcès de la fosse iliaque droite	17	Gros intestin. 10	Cœcum 3
			Cœcum ou colon. 7
		? 7	
Abcès de la fosse iliaque gauche	7	Gros intestin. 4	Colon descend... 2
			Siliaque......... 1
			Colon ou Siliaque. 1
		intestin grêle..... 1	
		? 2	
Abcès de la fosse iliaque côté inconnu.........	7	intestin grêle..... 1	
		? 6	
Abcès avec issue de vers intestinaux...........	18	gros intestin 1	
		intestin grêle..... 1	
		? 16	
	72		72

Nous voyons, par les chiffres qui précèdent, que sur

38 cas bien connus, dans 3 seulement il y avait une perforation certaine de l'intestin grêle; les 35 autres, dans lesquels elle siégeait sur le gros intestin, comprennent 22 perforations du cœcum ou de l'appendice, sur lesquelles 18 sont dues à la pérityphlite, 7 autres cas, où l'on ne peut dire si c'était le cœcum ou le côlon ascendant qui était ouvert; les 6 qui restent se partagent entre le côlon descendant et l'S iliaque.

Dans les 34 cas, que nous rangeons parmi les inconnus, les symptômes et spécialement la nature des matières rendues nous portent à croire que la perforation siégeait sur le gros intestin.

Ce qui ressort nettement de cette statistique c'est la tendance marquée de ces abcès à s'ouvrir dans le gros intestin, particularité que faisait d'ailleurs prévoir leur siège primitif.

f.) État de l'intestin au voisinage de la perforation. — Le segment intestinal situé au-dessus et au-dessous de la perforation a été trouvé généralement injecté et d'une coloration plus foncée, quelquefois épaissi, rétréci même sur une grande étendue, et surtout dans sa portion terminale, par suite de la perte de ses fonctions ou d'un épanchement de lymphe plastique, provoqué par l'inflammation. Dans un cas, la portion d'intestin qui avoisinait la perforation était rétrécie au point que le doigt n'y passait qu'avec difficulté, puis arrivait, au-delà de ce rétrécissement, dans une dilatation qui n'était autre que la cavité pyo-stercorale, en grande partie formée par l'intestin. La cavité elle-même peut, par la pression qu'exerce son contenu, rétrécir mécaniquement une anse voisine d'intestin, sans que ce dernier présente aucune

trace de lésion. Enfin, dans beaucoup de cas, on ne trouve
ni induration, ni rétrécissement.

3o *Trajet fistuleux.*

Une grande variété se retrouve encore dans ce trajet.
Il existe fréquemment des trajets fistuleux *multiples*, à
en juger toutefois par le nombre des orifices extérieurs.
Mais s'il arrive assez souvent que ces trajets explorés
profondément conduisent tous dans la cavité pyo-stercorale, dans l'immense majorité des cas, un seul d'entre
eux est le véritable canal qui porte au dehors le contenu
de la poche ; il n'existe en réalité qu'un trajet fistuleux
unique, les autres ne sont que des *fistules secondaires*,
qui souvent communiquent entre elles et avec la *princi-
pale*, mais souvent aussi sont isolées et superficielles,
sans rapport aucun avec la poche. Ces derniers sont vrai-
semblablement formés par des suppurations de voisinage ou par des fusées purulentes, dues le plus souvent
à l'étroitesse et à l'irrégularité du trajet fistuleux véritable, qui ne remplit pas les conditions nécessaires pour
l'écoulement facile du pus ; et ce qui le prouve, c'est que
dans beaucoup d'observations, nous avons constaté qu'ils
se formaient consécutivement au premier, étaient pré-
cédés de petits abcès, dont l'incision ou l'ouverture spontanée donnait lieu à un faible écoulement de pus, sans
matières fécales ; qu'ils se fermaient promptement, alors
que le premier trajet persistait, et que d'autres fistules
secondaires apparaissaient de la même manière, pour
durer le même temps ; et qu'enfin les matières fécales ne
sortaient par leur orifice cutané que par suite d'une

communication passagère établie entre eux et le trajet principal. Donc, quelquefois multiple, le trajet fistuleux est habituellement unique, et entouré dans quelques cas de trajets secondaires.

Il est *irrégulier* : le pus, en effet, pour se porter à l'extérieur, de la fosse iliaque par exemple à la paroi abdominale antérieure ou au pli de l'aine, a dû refouler le péritoine, contourner les organes, se creuser souvent, dans l'épaisseur de la paroi abdominale, entre les aponévroses et les muscles, un trajet sinueux. D'ailleurs les autopsies et les explorations sur le vivant le démontrent : ainsi, on voit le trajet fistuleux passer au-dessous du ligament de Fallope, et conduire la suppuration à la partie supérieure de la cuisse ; ou bien perforer l'aponévrose du grand et du petit oblique, décoller les téguments par en bas et passer au-dessus de l'arcade crurale. Dans certains cas, tandis qu'une sonde métallique est arrêtée à quelques centimètres, une sonde flexible pénètre par le même orifice à une profondeur qui peut atteindre 10 à 12 centimètres : il n'est pas rare de rencontrer de petits diverticulums, dans lesquels on fait une véritable fausse route.

Quant à la *longueur* du trajet, les chiffres de 3 et 12 centimètres sont les deux extrêmes, entre lesquels on peut rencontrer de nombreux intermédiaires ; le canal fistuleux présente donc en général une étendue notable.

Sa *largeur* est plus variable encore : tantôt étroit, au point de n'admettre qu'une bougie n° 11 ou 12 de la filière Charrière (Paulet) ; tantôt le trajet est assez large pour recevoir une sonde de femme et même l'index. Mais il est loin d'être uniforme dans toute son étendue ;

on le trouve serré dans certaines parties, dilaté dans d'autres. Chez la malade de l'observation I, nous avons constaté une disposition remarquable : une sonde introduite dans le trajet jouait librement jusqu'à la profondeur de 3 centimètres ; en essayant de pénétrer plus avant, on la sentait serrée et l'on était forcé de suspendre l'exploration devenue douloureuse. Le trajet avait la forme d'un *entonnoir*, dont la partie évasée aboutissait à la peau, et dont l'autre extrémité progressivement rétrécie tombait dans la cavité intermédiaire.

La *structure* du trajet fistuleux se compose, à l'extérieur, des différents tissus au milieu desquels il est creusé. Nous signalerons à ce propos une particularité qui distingue encore les fistules pyo-stercorales de celles qui sont consécutives à une hernie étranglée : celles-ci possèdent un sac herniaire, condition importante ; car, comme Scarpa l'a démontré, c'est par ce sac, qui reste presque toujours en totalité ou en partie (bien que cependant il puisse disparaître), que s'établit l'adhérence de l'ouverture intestinale à la paroi de l'abdomen. Dans les fistules pyo-stercorales, le sac herniaire manque ; le péritoine ne contribue pas à la formation du trajet fistuleux.

Dans les fistules, suite de hernies, le trajet est tapissé par la muqueuse intestinale (Dupuytren, Malgaigne, Foucher). Dans celles que nous étudions, c'est une muqueuse accidentelle, une membrane molle, granuleuse, vasculaire, qui se déchire et saigne facilement comme celle qui tapisse les trajets fistuleux ordinaires, et qui, comme elle, peut se recouvrir de callosités, d'un tissu lardacé dû à l'infiltration de lymphe plastique.

4° Contenu de la cavité intermédiaire.

Lorsque nous décrirons les symptômes des fistules pyo-stercorales, nous donnerons les caractères des matières rendues pendant la vie par les orifices fistuleux intestinal et cutané. Nous n'avons à parler ici que des matières trouvées après la mort dans le foyer purulent et par suite dans l'intestin et dans le trajet intermédiaire.

La *quantité* en est variable, suivant les dimensions de la poche, suivant que l'écoulement de son contenu était plus ou moins facile pendant la vie. On peut n'en trouver que quelques cuillerées, alors que, dans d'autres cas, les matières atteignent le volume d'un demi-litre et même d'un litre.

En général, ce contenu a une *odeur* excessivement fétide, qui est encore augmentée par la putréfaction qui s'en empare promptement après la mort. Ce caractère n'est pas caractéristique des perforations intestinales, comme nous le dirons plus loin.

La *consistance* varie : on trouve habituellement une partie liquide dans laquelle sont suspendues des parties solides, et même crétacées. Dans certains cas, on reconnaît distinctement le pus et les matières fécales, dans d'autres, c'est un tout homogène formé par leur mélange intime.

Il peut présenter les *colorations* les plus diverses : tantôt noirâtre avec des détritus blanchâtres, tantôt de couleur gris foncé, il a, dans d'autres cas, l'aspect d'une matière fluide et jaune ou simplement obscure et brune ;

colorations qui varient d'ailleurs suivant le siège de la perforation.

Outre le pus et les matières fécales, on a quelquefois trouvé des entérolithes, des corps étrangers, une écaille de noix par exemple. Ailleurs, ce sont des parties sphacélées, des muscles grangrénés, des débris de l'intestin, principalement de l'appendice iléo-cœcal. Enfin, il est d'ordinaire que la poche renferme des *gaz* fétides, venant de l'intestin, ou développés dans le foyer, et qui peuvent être assez abondants pour « faire bomber le péritoine» (John Burne).

On retrouve en général dans l'intestin et dans le trajet les mêmes matières que dans la cavité intermédiaire, avec prédominence du pus dans le trajet et des matières fécales dans l'intestin.

5° *Orifice cutané de la fistule.*

Sa *forme* et ses *dimensions* varient suivant que l'ouverture a été spontanée ou artificielle, et dans ce dernier cas suivant le procédé employé, bistouri ou caustiques ; enfin suivant que l'orifice est unique ou multiple. Il est en général irrégulier, arrondi ou ovalaire.

Il a une grande tendance à se rétrécir : la peau se fronce et donne lieu à la formation de plis qui convergent vers la fistule, et c'est alors qu'il peut présenter une disposition en cul de poule. Velpeau a vu un cas dans lequel il existait cinq ou six orifices situés sur une tumeur grosse comme le poing, formée par la peau et le tissu cellulaire épaissis et indurés. Les bords de la fistule peuvent présenter des décollements, quelquefois étendus, qui donnent lieu à des clapiers purulents, points de départ de fistules secondaires.

Nous ne faisons que signaler ici l'érythème, les ulcérations, l'érysipèle même, qui peuvent survenir comme complications. Il en est de même de la hernie de l'intestin à travers l'orifice : nous aurons l'occasion de revenir sur ces points.

Au niveau de l'ouverture extérieure, la peau se continue avec la membrane qui tapisse le trajet fistuleux.

Les fistules pyo-stercorales présentent donc dans leur trajet trois membranes distinctes : la muqueuse intestinale, la membrane pyogénique et la peau.

Il nous reste, pour compléter l'étude de l'orifice cutané, à dire les variétés de siège qu'il peut occuper : nous les avons consignées dans le tableau suivant, qui indique en même temps le nombre des orifices fistuleux et leur mode de formation :

SIÈGE DE L'OUVERTURE CUTANÉE.   NOMBRE DES ORIFICES.

a) *Abcès périnéphrétiques* : 5.

Dans 1 cas : flanc gauche.   Dans 1 cas : multiple (4) et artific.

4 : région lombaire { 2 à dr.   3 : unique   »
                     { 2 ?   1 : ?   »
———   ———
5   5

b) *Pérityphlites* : 18.

3 : multiples et spontanés.

13 : fosse iliaque droite.   6 : uniques et spontanés.
1 : apoph. épin. post. et sup.   7 : uniques et artificiels.
1 : rég. ilio-lomb. dr.   { 1 artificiel.
2 : ombilic.   { 1 spontané.
1 : aine droite.   2 : doubles :   { 1 double et ar-
———   {   ficiel.
18
                                   ———
                                   18

c) *Abcès de la fosse iliaque droite : 17.*

12 : fosse iliaque dr. seule.
2 : fosse il. dr. et cuisse.
1 : cuisse droite.
1 : côté droit de l'ombilic.
1 : région lombaire droite.
1

11 : uniques et artificiels.
5 : uniques et spontanés.
1 : multiples (4) { artificiels. ou spontanés.
17

d) *Abcès de la fosse iliaque gauche : 7.*

3 : région lombaire gauche.
4 : fosse iliaque gauche.
7

5 : uniques et artificiels.
2 : uniques et spontanés.
7

e) *Abcès de la fosse iliaque (côté inconnu) : 7.*

1 : cuisse.
2 : paroi abd. ant.
1 : pli de l'aine.
2 : ombilic.
1 : hypogastre.
7

6 : uniques et artificiels.
1 : unique et spontané.
7

f) *Abcès avec issue de vers intestinaux : 18.*

6 : ombilic.
1 : fosse iliaque gauche.
4 : aine droite.
1 : aine gauche.
1 : pubis.
5 : aine (?)
18
72

5 : uniques et artificiels.
12 : uniques et spontanés.
1 : multiples (2) et spontan.
18
72

6° *Lésions de voisinage. Lésions viscérales.*

Nous signalerons rapidement parmi ces lésions, celles

que nous avons trouvé mentionnées le plus souvent et
qui occupent le péritoine, le tissu cellulaire, les muscles
et les aponévroses, les os et quelques viscères.

a) *Péritoine.* — Disons tout d'abord que, dans un seul
cas, les fistules pyo-stercorales ont donné lieu à une péritonite généralisée ; une seule fois aussi nous avons à
noter une péritonite aigüe localisée et récente, et encore
siégeait-elle du côté opposé à la fistule. En somme, les
malades atteints de fistule pyo-stercorale ne meurent
pas en général par le péritoine.

En revanche, on trouve fréquemment des traces de
péritonite chronique, sous forme d'adhérences anciennes,
unissant entre elles des anses intestinales voisines, ou
bien celles-ci à la paroi abdominale, au foie, à l'utérus.
D'autres fois, on rencontre, par places, un épaississement considérable de la séreuse, formant des brides
solides qui auraient été, par leur disposition, suscep-
tibles de produire dans la suite des étranglements.

Nous avons montré ailleurs comment le pus, par une
pression prolongée, décolle le péritoine et le déplace en
le refoulant en divers sens : en même temps, l'irritation
qu'il exerce sur la séreuse provoque la formation d'adhérences capables de le maintenir ainsi déplacé. Les
observations de John Burne, Chandelux et Whitmore
en offrent des exemples. L'épiploon peut aussi, par le
même mécanisme, participer à ces déplacements.

(b) *Tissu cellulo-adipeux.* — Les lésions du tissu
cellulo-adipeux de la région malade peuvent s'étendre
aux régions voisines ; à la suite de phlegmon iliaque, on
a vu la cavité pelvienne envahie, le tissu cellulaire du

petit bassin induré, et dans un cas, celui de la région
lombaire était dans un état gangréneux, la mortification
remontait jusque derrière le rein et le côlon, et, soit dit
en passant, le péritoine était intact.

(c) *Muscles et aponévroses.* — Plusieurs fois, nous
trouvons signalés le ramollissement du muscle psoas-
iliaque, grisâtre, infiltré de pus, quelquefois noirâtre et
sphacélé; le décollement et l'infiltration, par des matières purulentes et stercorales, des muscles et des
aponévroses de l'abdomen.

(d) *Os.* — On a noté deux cas de carie de l'os iliaque.

(e) *Lésions viscérales.* — Ce sont des lésions de cause
générale qui doivent être rapportées au mauvais état de
la constitution ; les plus fréquentes sont l'augmentation
de volume et la diffluence de la rate, la dégénérescence
graisseuse des reins et du foie. Enfin, M. Verneuil a
signalé dans une de ses observations une gangrène des
membres inférieurs, qui avait été précédée d'infiltration
œdémateuse, qu'il rapporte à un œdème anémique :
le foie était gras, il n'existait pas de phlébite des veines
du bassin.

Appendice. — Nous mentionnons ici un cas excep-
tionnel et intéressant, celui du malade de Sédillot, chez
lequel existait une perforation de la vessie, de sorte
qu'on avait une fistule pyo-stercoro-urinaire. Le bas-
fond de la vessie était traversé par une ouverture étroite,
noirâtre , communiquant avec les foyers purulents
voisins de l'abcès iliaque. Les faces antérieure, supé-

rieure et latérales de ce viscère étaient saines, et, chose
remarquable, la surface interne ou muqueuse en était
blanchâtre, sans aucune altération, à l'exception du
point ulcéré.

CHAPITRE III

Physiologie pathologique.

Nous devons exposer, dans ce chapitre, quelques
considérations sur le mécanisme qui préside à l'établissement des fistules pyo-stercorales, sur le mode suivant
lequel les matières intestinales passent dans la cavité
purulente et le pus dans l'intestin, et enfin les phénomènes physiologiques qui accompagnent la guérison
spontanée, et les causes de la permanence des fistules.

§ 1. *Mécanisme de la production de la fistule. Mécanisme
du passage des matières intestinales dans la cavité intermédiaire, et du pus dans l'intestin.*

Deux cas peuvent se présenter : ou bien, l'abcès
s'ouvre d'abord dans l'intestin, et l'ouverture cutanée
est secondaire; ou bien, celle-ci, artificielle ou spontanée, précède la perforation intestinale. Dans les deux
cas, le mécanisme qui préside à la production de la
fistule est le même : le pus en contact avec la paroi intestinale l'irrite, l'enflamme et finalement l'ulcère. Quand
l'origine de l'abcès a été un corps étranger, on comprend

que cette circonstance puisse hâter dans une certaine
mesure la perforation intestinale ; aussi est-ce surtout
dans les cas de ce genre que l'ouverture de l'intestin
précède celle de la peau. Parmi les observations que
nous rapportons, il en est même dans lesquelles il
semble y avoir eu, par une perforation primitive, un
épanchement stercoral qui a été la cause de l'abcès. Ces
cas sont l'exception.

Quant à l'ouverture cutanée de la fistule , qu'elle
précède ou suive l'ouverture intestinale, son mode de
production ne diffère pas. Si le pus est en grande quantité, il se révèle par une tuméfaction considérable, et le
chirurgien lui donne issue; si au contraire le foyer est
plus limité, la suppuration décolle peu à peu les tissus
et les viscères, s'insinue entre les muscles et les aponévroses, se créant ainsi à l'avance son trajet fistuleux, et
vient faire alors sous la peau une saillie limitée qui
s'ouvre souvent d'elle-même.

La fistule est établie; voyons comment s'effectue le
passage des matières fécales dans le foyer et du pus
dans l'intestin.

Les auteurs rapportent des cas nombreux dans lesquels, malgré l'ouverture simultanée de l'abcès dans
l'intestin et à l'extérieur, il ne s'établit pas de fistule
pyo-stercorale. Ces cas n'ont pas trait à notre sujet;
mais pour comprendre comment s'établit la fistule, il
est bon de se rendre compte pourquoi, dans les cas particuliers auxquels nous faisons allusion, il ne se fait
pas d'écoulement de matières stercorales à l'extérieur,
bien qu'il existe un trajet fistuleux avec une cavité intermédiaire, et deux ouvertures, intestinale et cutanée.
Cette différence tient uniquement à la disposition de la

perforation intestinale. Quand l'ouverture de l'intestin a de petites dimensions, on comprend le passage possible du pus par un orifice qui n'admettra pas la sortie des matières plus consistantes du tube digestif. Mais supposons la perforation suffisamment large ; si, comme on le voit dans les autopsies dont nous parlons, elle a une direction oblique de dehors en dedans et de haut en bas, sur le côlon descendant, de dehors en dedans et de bas en haut, sur le cœcum, c'est-à-dire dans le sens du cours des matières, on comprend encore que celles-ci puissent continuer leur chemin vers leur orifice habituel de sortie, sans pénétrer dans la cavité intermédiaire, alors que le pus, en écartant les bords de la fistule intestinale, pourra se frayer de dedans en dehors une issue dans l'intestin et sortir par l'anus. La pression abdominale qui agit continuellement, exercera dans ce sens son action, en même temps qu'elle empêchera qu'il ne se fasse dans l'intérieur de la poche un vide à la faveur duquel les matières pourraient s'y introduire)Dupuytren). Ajoutons que fréquemment dans les cas de ce genre, la lèvre interne de l'ouverture intestinale peut s'appliquer contre la lèvre externe sous l'influence de la pression des matières intestinales : il en résulte un *jeu de soupape* qui empêche les matières stercorales de pénétrer dans la poche purulente.

Dans les fistules pyo–stercorales nettement établies, nous ne retrouvons plus cette disposition de l'ouverture intestinale. L'orifice a des dimensions suffisantes, il ne présente pas d'obliquité, il n'existe pas de jeu de soupape ; le pus peut librement pénétrer dans l'intestin et les matières dans la poche. Ce n'est pas à dire que l'écoulement dans l'un ou l'autre sens se fasse d'une manière continue : au début, le passage du pus dans l'intestin peut s'effectuer sans qu'il y ait écoulement de matières fécales par la plaie ; cette dernière circonstance tient au *boursoufflement* de la muqueuse intestinale, lequel disparaît peu à peu et permet à la fistule de s'établir franchement. Plus tard, si l'on observe des intermittences dans la sortie des matières stercorales par l'ouverture cutanée , elles s'expliquent par une étroitesse relative de l'orifice intestinal, jointe à la constipation.

A une période avancée des fistules pyo-stercorales, on peut voir le pus sortir entièrement par l'anus et toutes les matières fécales par la plaie. Cette suppression complète des fonctions de l'anus normal ne peut s'expliquer que par un changement survenu dans la disposition de l'ouverture intestinale. Nous en serions, sur ce point, entièrement réduit à des hypothèses, si nous n'avions pas devers nous un fait qui ne semble pas admettre le doute. Qu'a-t-il pu se produire en effet? Il est peu probable que l'intestin, perforé d'abord dans le tiers ou la moitié de sa circonférence, ait subi tout à coup une solution de continuité complète, de manière à produire un écartement des deux bouts, le bout supérieur versant les matières par la plaie, et le bout inférieur recevant le pus de la poche. Cette rupture ne serait pas survenue sans donner lieu à des symptômes plus ou moins graves du côté du péritoine ; rien de cela n'a été noté.

Mais il a pu arriver (complication signalée pour les anus anormaux, suite de hernie étranglée) que la paroi opposée à la perforation, sous l'influence de la rétraction des deux lèvres de la plaie intestinale, ait fait vers la cavité intermédiaire une saillie d'abord peu marquée, qui a progressivement augmenté, de manière à former une cloison, un véritable *éperon;* celui-ci, s'engageant entre les deux bords de l'ouverture, a suffi pour suspendre toute communication entre le bout supérieur et le bout inférieur de l'intestin. Les matières fécales se trouvent ainsi détournées de leur voie naturelle par l'obstacle qu'elles rencontrent, et sont nécessairement dirigées vers la plaie. En outre, cette saillie de la paroi intestinale a comblé en partie la cavité purulente, dans son segment supérieur surtout : le pus sécrété et accumulé dans la partie inférieure s'engage au-dessous de l'éperon, dans le bout inférieur de l'intestin qui le transmet à l'anus. Cette explication nous paraît d'autant plus plausible que chez notre malade (observation I), qui a présenté cette particularité, nous avons constaté, en même temps que la sortie exclusive des matières fécales par l'ouverture cutanée et du pus par l'anus, l'apparition entre les lèvres de la plaie, d'une saillie du volume d'un petit œuf, arrondie, molle, rouge, élastique, qui rentrait en partie sous l'influence d'un courant d'air froid, et se laissait réduire complètement par une pression douce ou par le contact d'une compresse imbibée d'eau froide ; elle ne pouvait être qu'une hernie de la paroi intestinale. En outre, cette tumeur, en rentrant, disparaissait derrière le bord supérieur de la plaie cutanée, vers la partie la plus élevée de l'abdomen.

Nous nous croyons donc autorisé à admettre que la sortie exclusive des matières par la plaie et du pus par l'anus est due à la saillie, en forme d'éperon, de la paroi intestinale opposée à la perforation, ou à une hernie complète de ce segment de l'intestin.

Supposer qu'une perforation secondaire de l'intestin s'est faite au-dessous de la première et permet l'écoulement du pus par l'anus, ne suffirait pas pour rendre compte de la sortie en totalité des matières par la plaie Il faut admettre un obstacle, une cloison, entre les deux lèvres de l'ouverture intestinale, et comme cet obstacle a été constaté de visu, nous nous rattachons entièrement à cette manière de voir.

Autre question : Pourquoi, dans certains cas, les injections poussées par l'anus reviennent-elles par l'ouverture cutanée de la fistule, alors que dans d'autres le même phénomène ne se produit pas? Quand c'est l'intestin grêle qui est perforé, l'explication est donnée d'avance par le jeu physiologique de la valvule iléocœcale. Mais ces cas sont en minorité infime, puisque sur 72 il n'en existe que 3. Notre question doit donc viser les cas de perforation du gros intestin. Ici, encore, c'est à la disposition de l'ouverture intestinale qu'il faut s'adresser. Supposerons-nous qu'il a pu s'établir un jeu de soupape en sens inverse de celui qui empêche les matières fécales de pénétrer dans la cavité intermédiaire? C'est une hypothèse admissible : cependant il nous semble plus logique de penser que la situation de l'ouverture, occupant le segment antérieur de la paroi intestinale, surtout si elle présente une étroitesse appréciable, permet aux liquides de passer outre et de franchir, sans s'y engager, l'ouverture intestinale. Cela est si vraisemblable qu'il nous a été donné de voir plusieurs fois un lavement donné, la malade étant dans la position horizontale, ne pas sortir par la plaie, alors qu'il suffisait qu'elle s'assît dans son lit pour que le liquide de l'injection apparût immédiatement à l'ouverture cutanée

§ 2. *Mécanisme de la guérison spontanée, et causes de la permanence des fistules pyo-stercorales.*

Deux terminaisons sont possibles, en dehors de la terminaison fatale : la guérison spontanée dans un grand nombre de cas, dans quelques-uns la persistance de la fistule. C'est le mécanisme et les causes de ces deux modes de terminaison que nous allons essayer d'expliquer.

a.) Dans les anus anormaux consécutifs à un étranglement herniaire, nous savons, depuis les travaux de Scarpa, Dupuytren, Velpeau, Demeaux, Legendre, etc... que c'est par le *retrait de l'intestin* dans la cavité abdominale, par la formation consécutive de *l'entonnoir membraneux* (lequel, à son tour, se rétracte et se rétrécit progressivement de manière à former, quand la guérison est complète, un *cordon fibreux* qui rattache l'intestin à la paroi abdominale), par les tractions du mésentère (*corde mésentérique* de Dupuytren), par les *contractions de l'intestin* lui-même (Demeaux, Legendre), en un mot par la combinaison de ces actions multiples, que s'opère un travail qui aboutit à la guérison spontanée.

Rien de semblable dans les fistules pyo-stercorales. Ici, pas de déplacement de l'intestin, pas de formation d'entonnoir membraneux : c'est la cavité intermédiaire, formée d'avance, qui, suivant qu'elle deviendra ou non le point de départ d'un travail réparateur, déterminera l'occlusion ou la persistance des fistules. « Elles peuvent se fermer par les seules forces de la nature, mais à la condition que le trajet intermédiaire ou cavité purulente se réduise peu à peu jusqu'à effacement par coalescence de ses parois. Ce travail réparateur spontané exige, au début, la transformation de la membrane pyogénique en membrane granuleuse et plus tard la mise en action non interrompue de certaines propriétés de cette dernière, savoir la rétractilité progressive et l'adhésivité des surfaces arrivées au contact (1). »

En somme, quand la guérison spontanée survient dans les fistules pyo-stercorales, la cavité purulente se recouvre sur sa surface interne de granulations, de bourgeons charnus, qui se rapprochent, adhèrent les uns aux autres, et finissent par combler peu à peu le foyer de l'abcès, leur rétractilité en terminant l'occlusion. Ce travail s'accompagne de la diminution progressive de la suppuration ; en même temps, la rétraction qui s'exerce sur toute la surface de la cavité se propage aux orifices intestinal et cutané : ils se rétrécissent peu à peu, et les matières intestinales s'épanchent en quantité progressivement moindre dans la cavité purulente. C'est par ce travail physiologique, dont le foyer de l'abcès est le point de départ, que la fistule se ferme et que les matières intestinales, un instant déviées de leur voie naturelle, reprennent leur cours normal.

b). Dans quelques cas rares, nous pouvons même dire exceptionnels, puisque sur 72 observations nous n'en avons que 4 à noter, la fistule persiste. Quels sont donc les obstacles à la guérison spontanée ?

(1) Verneuil, loc. cit., p. 197.

En première ligne, nous citerons une constitution antérieurement mauvaise qui, n'ayant pas eu la force de résister à la violence des premiers accidents, n'a fait que se détériorer de plus en plus. Le malade peut malgré cela survivre à l'affection : mais l'état général a retenti d'une manière fâcheuse sur l'état local, les bourgeons charnus manquent de vitalité et ne peuvent plus acquérir des propriétés réparatrices suffisantes : la fistule devient permanente.

Plus fréquemment, c'est l'état local qui en produit la persistance. Une large ouverture intestinale avec un orifice extérieur étroit amène la stagnation du pus et des matières fécales qui distendent le foyer, enflamment les bourgeons charnus, et contractent par leur mélange entre eux et avec l'air extérieur des qualités délétères, irritantes, qui entravent ou abolissent le travail réparateur.

Donc, mauvais état général d'une part, stagnation des matières dans la cavité purulente d'autre part, telles sont les deux grandes causes de la persistance des fistules.

Nous y ajouterons, exceptionnellement, la hernie de l'intestin à travers la plaie, et un rétrécissement plus ou moins marqué du bout inférieur de l'intestin, s'opposant dans une certaine mesure au rétablissement du cours des matières ; enfin la présence, dans une partie du trajet fistuleux, de la muqueuse intestinale. C'est là un obstacle puissant, invincible à la guérison spontanée, car on sait que le meilleur moyen de rendre permanente une ouverture accidentelle, c'est de la revêtir de téguments muqueux ou cutanés.

CHAPITRE IV.

Symptomatologie. Complications.

Il n'entre pas dans notre sujet de tracer le tableau des phénomènes qui accompagnent la formation des abcès dont l'ouverture simultanée à la peau et dans l'intestin donneront lieu à la production d'une fistule pyo-stercorale. Nous n'étudions ici qu'une des terminaisons les moins fréquentes de ces abcès : nous devons donc nous borner à décrire les signes de la fistule constituée.

Toutefois, entre les symptômes propres aux abcès, et ceux qui appartiennent aux fistules, il existe dans quelques cas des phénomènes intermédiaires, transitoires, qui annoncent ou peuvent faire craindre la terminaison qui nous occupe : c'est par eux que nous commencerons l'étude des symptômes.

A.) SYMPTOMES PRÉMONITOIRES DE LA FISTULE
PYO-STERCORALE.

L'abcès est formé, la fluctuation est nette ; s'il doit se faire une fistule pyo-stercorale, y a-t-il des symptômes qui puissent en faire prévoir la production prochaine ?

1° Lorsque l'intestin est ouvert le premier, deux choses peuvent arriver : ou bien une disposition anatomique spéciale, dont nous avons parlé plus haut, em-

Blin.   4

pêche le pus de pénétrer dans le tube digestif, mais laisse passer les gaz de ce dernier dans la cavité intermédiaire ; ou bien, ce qui est l'ordinaire, le foyer se vide plus ou moins complètement dans l'intestin.

Dans le premier cas, le pus mélangé aux gaz peut donner lieu à un symptôme que nous trouvons signalé par Culan, Chandelux, Courbon, etc., et que nous avons noté nous-même, c'est le *gargouillement* ; nous nous hâtons de dire que ce signe est loin d'avoir une valeur absolue, puisque des gaz peuvent prendre naissance dans la poche elle-même ; mais quand il survient brusquement et qu'il est accompagné ou suivi de quelques signes spéciaux dont nous allons parler, il doit être pris en considération.

Dans le second cas, l'écoulement du pus dans l'intestin produit, comme tous les auteurs le mentionnent et comme nos observations en font foi, une détente générale, une sensation de soulagement, une disparition brusque des signes locaux : la fièvre tombe, le malade peut dormir, l'abcès s'affaisse. Le pus, en pénétrant dans l'intestin donne parfois lieu à quelques coliques se montrant surtout sur le trajet du gros intestin, à une diarrhée d'autant plus caractérisque qu'elle succède à une constipation opiniâtre ; enfin, le pus apparaît dans les selles après avoir été quelquefois précédé de la sortie par l'anus d'une petite quantité de *sang*.

2° Si l'abcès s'est ouvert ou a été primitivement ouver à l'extérieur, la complication de perforation intestinale s'annonce par un *changement dans la nature du pus ;* moins abondant puisqu'une partie de la suppuration s'écoule par l'anus, il se montre dans certains cas, plus clair, séreux et grisâtre. Il répand souvent une odeur

fétide, signe qui peut manquer et ne permet pas à lui
seul d'affirmer une communication avec l'intestin, à
moins qu'il ne persiste et ne soit suivi, au bout d'un
temps variable, de la sortie de matières intestinales
nettement reconnues comme telles.

Ajoutons que quelquefois on voit survenir spontanément, sans qu'aucune manœuvre d'exploration ni aucune injection puissent être accusées de l'avoir produit,
l'écoulement d'un peu de sang précédant l'apparition
des matières fécales, et provenant, à n'en pas douter, du
segment intestinal qui vient d'être ouvert.

Ces symptômes simplement prémonitoires ne suffi-
sent pas pour affirmer l'existence d'une fistule pyo-stercorale; ils n'en autorisent que la prévision qui, pour
être changée en certitude, devra être suivie des signes
que nous allons décrire.

B.) SYMPTOMES DE LA FISTULE CONFIRMÉE.

Ils comprennent l'étude des matières excrétées par la
plaie extérieure ou rendues par l'anus avec leur mode
d'écoulement; celle de la douleur locale ou irradiée, et
de quelques phénomènes accessoires et inconstants;
enfin l'état général et les troubles de la nutrition.

1° *Matières excrétées par la plaie extérieure.* Les
matières rendues par l'ouverture cutanée de la fistule
sont variables de composition, de quantité, de couleur
et d'odeur, comme nous le verrons dans un instant.
Mais deux éléments s'y retrouvent toujours : le *pus,*

sécrété par la cavité intermédiaire, et les *matières* venant de *l'intestin;* enfin on y rencontre souvent des *gaz* , et quelquefois du *sang.*

a.) *Pus.* Les excrétions de la fistule peuvent, d'une manière passagère, être uniquement formées de pus, et cela dans trois circonstances principales : au début, alors que la communication avec l'intestin n'est pas encore établie, ou l'est incomplètement, par suite du boursoufflement des lèvres de la perforation, ou de dimensions trop petites pour permettre le passage des matières stercorales; à la période de réparation quand, sous l'influence du travail de la guérison spontanée, l'ouverture cutanée, ce qui est la règle, se ferme la première ; enfin, dans un certain nombre de cas, alors que la fistule pyo-stercorale existait, on a observé dans l'excrétion des matières fécales par la plaie des *intermittences* pendant lesquelles l'ouverture cutanée ne laissait sortir que du pus ; quelques observations(Verneuil, Poisson, Blin), montrent que dans des cas de ce genre, il a pu s'écouler plusieurs jours sans qu'on vît paraître de matières fécales dans la plaie, et nous ne parlons pas ici, bien entendu, de malades guéris chez lesquels il y aurait eu des récidives. Nous reviendrons d'ailleurs plus loin sur cette particularité.

Le pus non encore mélangé aux matières fécales présente tantôt les caractères des suppurations de bonne nature, tantôt au contraire il exhale une odeur infecte, qui pourrait faire croire à une perforation intestinale qui n'existe pas encore, d'autant plus qu'il peut même renfermer des gaz : si, dans certains cas, leur présence doit être regardée comme symptomatique d'une fissure intestinale, qui s'agrandit dans la suite, dans beaucoup d'autres le voisinage de l'intestin intact est la cause unique de leur production. Nous ferons remarquer toutefois que, dans aucune de nos observations, nous n'avons constaté l'existence de gaz après l'occlusion de l'ouverture intestinale.

La quantité de pus est variable. Elle peut être réduite à quelques grammes par jour, ou atteindre la valeur de 200 ou 300 grammes ; on a même vu la sécrétion purulente arriver à un demi-litre chaque jour, pendant plusieurs semaines consécutives (Thompson). D'autres fois, les pansements sont à peine imprégnés durant 4, 5, 6 jours, puis survient une sorte de débâcle ; ce fait se produit dans le cas de rétrécissement de l'orifice cutané, suivi de rétention du pus dans la poche. C'est dans ces circonstances que peuvent se former de petits foyers collatéraux, des diverticulums, des fusées purulentes qui donnent lieu à de nouveaux orifices cutanés et à des fistules secondaires incomplètes, sans communication avec le foyer purulent primitif.

Mais fréquemment aussi, surtout quand la perforation intestinale s'est faite la première, le pus contient, même dès le début, sinon des matières fécales distinctes, du moins des sécrétions intestinales qui, par leur séjour prolongé dans la poche, se sont intimement unies à lui : les deux liquides ont réagi l'un sur l'autre, il en est résulté tantôt une humeur sanieuse fétide (*Il Filiatre Sebezio*), tantôt une matière obscure, brune (Robinson) ; ou bien c'est un liquide puriforme, sale, infect (Culan), mélange de pus, de matières intestinales et de sang, mélange où le pus domine mais qui, la fistule intestinale

s'agrandissant, va se transformer et contenir des matières intestinales plus abondantes et plus distinctes.

1° *Matières venant de l'intestin.* — Elles sont en *quantité* plus ou moins abondante, variable avec le diamètre
de la fistule, avec l'étendue et le siège de la perforation,
avec l'abondance et la fréquence des repas.

Tantôt liquides et mélangées au pus, elles se présentent
souvent avec leur *consistance* physiologique et sortent
en même temps que le pus, sans lui être unies ; tantôt
elles sont plus solides qu'à l'état normal, indurées, par
grumeaux, par fragments crétacés.

Elles ont une *couleur* foncée et brune, celle de la boue,
ou bien jaune clair ou jaune verdâtre, d'autres fois une
teinte grise, rarement rougeâtre. C'est aux divers liquides de l'intestin, bile, suc pancréatique, etc., à la
présence ou à l'absence du sang, à leur mélange avec le
pus qu'est due cette variété de coloration, qui peut être,
comme nous le verrons au diagnostic, un indice du siège
de la perforation.

Il semblerait que les matières sortant des fistules
pyo-stercorales dussent toujours, en raison même de
leur nature et de la décomposition qui peut résulter
du mélange des sécrétions intestinales avec le pus, pos-
séder une *odeur* fétide caractéristique, ne se développant
que dans le cas d'une communication avec l'intestin et
permettant d'en affirmer l'existence. Il n'en est rien : et
l'on ne doit accorder au symptôme odeur qu'une importance fort secondaire.

Dès longtemps on a écrit, et l'on trouve répété dans la
plupart des traités classiques, que les suppurations dé-
veloppées non-seulement au contact de l'intestin, mais

dans l'épaisseur même des parois abdominales, y acquièrent une odeur d'une fétidité parfois considérable. Nous avons trouvé dans le cours de nos recherches des exemples extrêmement nombreux d'abcès de la fosse iliaque ouverts à l'extérieur, qui exhalaient une odeur fécaloïde très-marquée, alors que l'autopsie la plus minutieuse ne démontrait pas la moindre fissure intestinale. On a expliqué le développement de cette fétidité de simple voisinage par un phénomène d'imbibition : « En contact avec le canal digestif par leurs parois profondes, ces abcès en reçoivent par transsudation une certaine proportion soit de liquide, soit de gaz, soit de l'odeur qui s'y trouve constamment mêlée. En supposant que ces matières n'entrassent point en nature, il paraît du moins très-probable que leur mouvement continuel, leurs variations de température, l'action moléculaire et chimique qu'elles exercent les unes sur les autres, doivent réagir sur l'abcès du voisinage et y déterminer un travail particulier qui y fait développer la mauvaise odeur. Ce qui me porterait à penser que les substances intestinales passent en partie et pour quelques-uns de leurs éléments dans les foyers de suppuration, c'est que l'odeur n'est pas la même dans toutes les régions de la paroi où les abcès se développent; c'est ainsi, par exemple, que le foyer observé dans la région iliaque droite offrait une odeur stercorale très prononcée; dans un autre cas, où le mal avait son siège dans la région épigastrique, le pus avait plutôt une odeur aigre et de matières alimentaires mal digérées, tandis que chez la nommée Boutey (atteinte de phlegmon de la paroi abdominale), l'odeur était semblable à celle des matières alimentaires de la portion inférieure de l'intestin grêle; que du moins l'odeur stercorale n'y était pas parfaitement franche, comme cela se voit dans les abcès de la marge de l'anus (1). »

On voit donc que l'odeur fétide peut exister sans que l'intestin soit ouvert. Nous ajouterons qu'elle peut manquer, quand il est perforé, et qu'il s'est produit une fistule pyo-stercorale. Dans plusieurs des observations que nous rapportons on note l'absence de fétidité, bien qu'il y eût un écoulement abondant de matières fécales. Le malade qui fait l'objet de l'observation XXV en est un exemple remarquable : pendant plusieurs jours on voit sortir de l'abcès ouvert doublement à l'extérieur des matières analogues à celles qui sortaient par l'anus, mais sans odeur; on ne peut se défendre d'une certaine hésitation à les considérer comme des matières intestinales, puis un jour on aperçoit au milieu du pus des excrétions de nature non douteuse, bien que l'odeur fasse encore défaut.

On ne peut donc pas considérer comme un signe d'une valeur absolue l'odeur des matières excrétées par l'ouverture fistuleuse, et cela pour deux raisons : parce qu'il existe des suppurations abdominales fétides sans perforation intestinale, et parce que cette fétidité peut manquer dans les fistules pyo-stercorales.

Leur *nature* varie : matières fécales, liquides de la digestion (bile, suc pancréatique), substances alimentaires mal digérées, matières chyleuses, mucosités, graisse, entérolithes, corps étrangers, vers intestinaux, gaz, détritus gangréneux : on voit que leur composition est multiple, et l'on comprend aisément qu'elle dépend

(1) Velpeau, Clin. chir., t. III, p. 378.

du siège de la perforation intestinale. La présence dans les excrétions de fragments alimentaires incomplètement digérés, la sortie quelques instants après leur ingestion, de purgations, de bouillon aux herbes (Hallé), de haricots verts, sont l'indice d'une perforation du petit intestin, à moins qu'il ne se produise, comme chez le malade de Velpeau, entre l'intestin grêle et le gros intestin, primitivement ouvert, une communication secondaire. Les matières qui proviennent du gros intestin présentent des caractères tout différents, mais qui souvent ne sont pas suffisamment tranchés pour permettre d'affirmer avec certitude leur origine.

Nous signalerons aussi l'existence de l'urine mélangée au pus et aux matières fécales : c'est ainsi que chez les malades de Robinson et de Sédillot il existait une perforation de la vessie. Quant à l'issue des gaz par la plaie, nous nous sommes expliqué à ce sujet : on ne devra lui accorder de valeur réelle que dans le cas où elle se renouvellera avec persistance.

C'est le plus souvent dans le cas de pérityphlite suivie de perforation du cœcum, que la fistule donne issue à des corps étrangers de nature variable, grains de raisin, grains de melon, aiguilles, épingles, entérolithes, objets avalés, bien que la dernière portion de l'intestin grêle, au voisinage de la valvule, puisse aussi dans les mêmes conditions être le siège de la perforation ; il en est encore ainsi du côlon descendant et de l'S iliaque, quand la fistule siège du côté gauche.

Quant aux vers intestinaux qui ont été l'origine de la fistule, ou profitent de son existence pour sortir à l'extérieur, il est difficile de préciser le point de l'intestin qui leur a donné issue, attendu que les malades ont presque tous guéri. Ce n'est que la nature des matières rendues en même temps qu'eux, qui peut permettre de placer le siège de la perforation sur l'intestin grêle ou le gros intestin.

Tels sont les caractères physiques, la nature et la composition des matières rendues par l'ouverture cutanée. Il nous reste à dire un mot sur leur réaction chimique. Chez deux malades nous avons recueilli séparément les matières provenant de la fistule et celles des garde-robes ; après une macération de dix-huit heures dans l'eau distillée leur examen a donné les résultats suivants : chez l'un des malades, atteint de fistule stercorale consécutive à une hernie étranglée, les matières rendues par l'anus étaient acides, celles de la fistule alcalines. Chez l'autre (obs. I), atteinte de fistule pyo-stercorale, les premières étaient acides, celles du pansement l'étaient aussi, mais à un degré moindre. En est-il de même dans toutes les fistules pyo-stercorales ? Cette acidité serait-elle due au mélange du pus et des matières fécales ? Pour l'affirmer, de nouvelles observations seraient nécessaires.

c.) *Mode d'écoulement des matières par la fistule.* — Il est loin de se faire toujours d'une façon régulière. Dans un certain nombre de cas on peut, pendant plusieurs jours, plusieurs semaines, retrouver dans chaque pansement des matières de composition, de quantité, de coloration sensiblement les mêmes ; puis on voit une augmentation dans la quantité du pus, une diminution dans celle des matières, qui se montrent à leur tour plus abondantes, pour peu que la diarrhée ou une débâcle survienne après une constipation prolongée. Si l'on a soin d'examiner en même temps les selles, on remarque qu'elles ont une composition précisément inverse, contenant surtout du pus quand les matières fécales sortent par la plaie et réciproquement.

Certaines circonstances peuvent produire ou du moins favoriser cette irrégularité, ces *intermittences* dans l'écoulement des matières. L'influence de la position est ici manifeste. Nous avons déjà signalé plus haut ce fait, que des liquides injectés par l'anus ne sortaient pas par la fistule, le malade étant couché, alors qu'on les voyait apparaître aussitôt qu'il prenait la position verticale. La même remarque s'applique à l'écoulement du pus et des matières : Dupuytren l'avait compris quand il conseillait à ses malades de se coucher sur le ventre; le simple passage de la position horizontale à la position assise suffit pour faire apparaître les matières au milieu du pus, ou pour en augmenter la quantité. L'explication anatomique que nous en avons donnée (v. *Phys. path.*), et qui consiste à placer dans ces cas le siège de la perforation sur le segment antérieur de l'intestin, rend suffisamment compte de cette particularité. Si l'on se contentait, pour l'expliquer, d'admettre simplement la stagnation des matières dans la cavité purulente, on n'aurait pas la raison de l'apparition presque brusque, par un changement de position, des matières fécales dans la plaie.

Nous nous contentons de rappeler le fait important, mais non constant, de la sortie presque immédiate par la plaie des liquides injectés par l'anus. Il n'est pas non plus sans intérêt de savoir quelle est l'influence qu'exercent les repas et la nature des aliments sur l'apparition des matières à l'orifice fistuleux. En général, celles-ci, pour arriver dans le gros intestin, mettent un temps au

moins double de celui qui leur est nécessaire pour par-
venir dans l'intestin grêle : il est de deux à trois heures
pour ce dernier, de quatre à six heures et même huit
pour le gros intestin. En outre, tandis que les légumes
et les fruits sortent sans avoir été digérés, surtout dans
le cas de perforation de l'intestin grêle, les substances
animales qui ont subi l'action de la digestion se sont
transformées et sont rarement reconnues au milieu des
excrétions.

2° Matières rendues par l'anus.

Elles se composent toujours de matières stercorales
auxquelles se joint du pus en quantité variable.

La présence du pus dans les selles peut se manifester
avant que la fistule cutanée existe : elle est le signe principal de l'ouverture de l'abcès dans l'intestin. Nous
l'avons notée 11 fois seulement; dans 3 cas c'est du sang
trouvé dans les garde robes qui a été le premier indice
de la perforation intestinale.

Quand la fistule est établie, la quantité et la nature
des selles sont en rapport avec la quantité et la nature
des matières rendues par la plaie : quand celles-ci dimi-
nuent, les premières augmentent, et inversement. Mais,
règle générale, les matières fécales sont de beaucoup
plus abondantes dans les selles, et le pus dans la plaie.
D'ailleurs, un obstacle accidentel peut venir brusquement
entraver l'écoulement par l'une ou l'autre voie : chez
notre malade (obs. I), une tige de laminaria placée dan-
la fistule pour la dilater fit refluer le pus vers l'intestin,
et pendant plusieurs heures après la suppression de la

tige la suppuration ne se montra pas par l'orifice cutané ;
chez la même malade, un drain, fixé d'une manière
insuffisante, fut en quelque sorte avalé par la fistule,
sans d'ailleurs donner lieu à aucun accident grave, et
pendant quelques jours les matières fécales sortirent
uniquement par la plaie et le pus par les selles. C'est
une preuve de plus de la communication généralement
facile qui existe entre l'intestin et la fistule cutanée.

On pourrait croire que la présence du pus dans l'intestin dût entretenir une diarrhée continue : Il n'en est
rien. Pendant les premiers jours qui suivent l'élimination de la suppuration par cette voie, les selles sont
presque toujours diarrhéiques; mais quand la fistule est
établie il semble qu'à la longue l'intestin s'habitue au
contact du pus, et l'on voit survenir une constipation
souvent opiniâtre qui, si elle n'est combattue par des
moyens doux et répétés, est fréquemment suivie de véritables débâcles; il s'établit ainsi des alternatives de
constipation et de diarrhée qui contribuent à affaiblir le
malade.

Enfin peut-il exister dans les fistules pyo-stercorales,
de même que dans celles qui sont consécutives aux hernies, une *suppression complète* des matières par l'anus ?
Ce fait s'est passagèrement produit chez la malade dont
nous venons de parler et qui reste en observation dans
le service : depuis le 1er août jusqu'à la moitié de septembre 1879, elle n'a eu que des selles purulentes sans
traces de matières fécales ; à cette dernière époque quelques matières se sont montrées dans les garde robes.
Doit-on attribuer cette suppression de l'anus normal,
au point de vue de ses fonctions (car l'intestin est toujours perméable), à la pénétration du drain dans l'in-

testin ? Nous ne le croyons pas; il y a bien eu, après cet accident, une suppression des matières fécales dans les garde robes, mais elle n'a été que passagère et ne s'est reproduite de nouveau qu'au moment où est survenue une complication qui peut, à elle seule, expliquer ce phénomène, nous voulons parler de la hernie de l'intestin à travers la plaie, la fistule pyo-stercorale étant devenue un anus contre nature.

3o *De quelques phénomènes accessoires.*

a. Douleur. Les fistules pyo-stercorales franchement établies peuvent donner lieu à des douleurs indépendantes de toute poussée aigüe, et qui siègent dans le trajet fistuleux ou s'irradient en divers sens.

Douleurs abdominales. Il n'existe, à notre connaissance aucun de ces cas signalés dans l'histoire des anus anormaux, et dans lesquels les malades marchaient courbés en avant, sans pouvoir se redresser. Nous avons simplement noté, et d'une façon exceptionnelle, une légère inclinaison du tronc vers le côté malade. C'est surtout de coliques et de tiraillements, dus évidemment aux adhérences et à la présence dans l'intestin d'un liquide étranger, que se plaignent quelquefois les malades. Quant aux douleurs dans la marche qui succèdent aux fistules dont l'origine a été un abcès de la fosse iliaque, ce n'est pas à la fistule elle-même, mais aux lésions musculaires antérieures qu'elles doivent être rapportées.

Outre ces phénomènes douloureux spontanés, il en est

d'autres qui sont provoqués brusquement par les injections. Chez les deux malades de M. Verneuil les douleurs
causées par ces injections étaient telles qu'elles ne purent
être continuées : « Dès que le liquide employé, eau
phéniquée, eau chlorurée ou teinture d'iode, présentait
un certain degré de concentration, il provoquait en passant dans l'intestin des coliques violentes qui ne per-
mettaient pas d'en continuer longtemps l'usage. » Dans
le cas de Sédillot, où existait une perforation de la vessie,
une sonde à demeure ne put être supportée. Nous avons
vu nous-même des injections d'une solution d'acide phénique ou d'alcool camphré et même d'eau simple provoquer des douleurs atroces. Il semble qu'elles ne doivent
pas être attribuées à la substance dissoute dans l'eau,
car elles surviennent instantanément, et l'eau pure les
provoque aussi bien que les solutions médicamenteuses.

Douleurs irradiées. C'est aux lombes, à la poitrine, au
cou même, mais principalement dans les membres inférieurs qu'elles se manifestent. Ces irradiations douloureuses peuvent se produire sans cause appréciable; mais
elles sont surtout provoquées par les injections faites
dans la fistule; témoin le malade de Chandelux : « Aussitôt que le liquide a pénétré avec une certaine force dans
l intérieur de la plaie le malade pousse des cris et accuse
une violente douleur, non pas au point d'application de
la canule, mais bien dans le genou. » L'autopsie en donna
l'explication : « Les produits stercoraux s'insinuant entre
les muscles arrivent jusqu'à la gaîne des vaisseaux, et
le nerf crural se trouve tout entier compris dans la cavité
de l'abcès; c'est là ce qui nous explique les violentes
douleurs éprouvées dans le genou lors de l'apparition

de la tumeur et provoquées ensuite par les injections. »

b. Vomissements. Il n'est pas rare d'observer, du moins pendant une certaine période de temps, des vomissements habituels qui surviennent, en dehors de toute complication, après l'ingestion des aliments, sans effort et sans grande souffrance, et qui doivent être attribués au dégoût que ressentent les malades pour leur infirmité. Ces vomissements ne portent en eux rien de grave et ne laissent subsister qu'un peu de fatigue. S'ils se prolongent, ils peuvent avoir une influence fâcheuse sur l'état général, ne serait-ce que par la soustraction incessante des moyens de nutrition. Ils sont en effet le plus souvent alimentaires, quelquefois bilieux ; une de nos malades leur attribuait une saveur salée, et croyait, effrayée, rendre des matières stercorales : l'examen des vomissements nous démontra qu'il n'en était rien, et qu'ils contenaient des aliments défigurés par la bile.

4° *État de la nutrition.*

La constitution souffre, à des degrés divers, d'une telle affection. Les symptômes généraux qui ont accompagné la phase aigüe du début et la formation de l'abcès, la fièvre, les modifications profondes qui viennent ensuite troubler les fonctions intestinales, portent à l'économie une atteinte qu'elle ressent plus ou moins vivement, suivant les antécédents du malade et l'état de sa constitution. Quand il a résisté à l'affection primitive, c'est-à-dire à l'abcès, les conditions locales de l'affection secondaire, la fistule, viennent s'ajouter aux conditions générales antérieures, et agir d'une manière prépondérante sur son évolution ultérieure.

La nutrition est en effet subordonnée en grande partie au siège de la plaie intestinale. Tandis que la santé générale souffre peu d'une perforation du gros intestin, une fistule de l'intestin grêle altère profondément la nutrition, surtout quand elle occupe un segment rapproché de l'estomac : la perte continuelle de matières alimentaires, qui n'ont pas subi le travail de la digestion, conduit les malades à un amaigrissement rapide. Il n'en est pas toujours ainsi, et l'on remarque que dans certains cas de fistule de l'intestin grêle la santé générale, après avoir subi une altération profonde, reprend peu à peu le dessus, malgré la persistance de l'affection : c'est qu'alors la perforation siégeait dans la dernière portion du petit intestin, au niveau de la valvule. En outre, Dupuytren a expliqué ce retour à un état général satisfaisant par un excès d'activité et de développement des vaisseaux du bout supérieur de l'intestin : il s'établirait ainsi une sorte de compensation suppléant à la perte fonctionnelle du bout inférieur.

Si l'*état moral* est bon, si les malades peuvent se nourrir, ils se placent dans d'heureuses conditions pour hâter leur guérison. Mais s'ils ajoutent à leur dépression physique un découragement profond, ils ne tardent pas, pour peu qu'il y ait une notable quantité de substances alimentaires perdues, à tomber dans le marasme, et à succomber à une double cause d'épuisement, le défaut de nutrition et la suppuration.

Cette dernière cause ne semble pas être prépondérante, car dans le cas de perforation du gros intestin l'état général reste bon malgré une suppuration abondante ; les malades se refont promptement et prennent même un embonpoint qui étonne. Les faits de ce genre sont nombreux (Velpeau, Dupuytren, etc.).

On voit donc l'influence considérable que peut avoir le siège de la perforation sur la marche ultérieure de la maladie, et la différence profonde qui sépare les fistules de l'intestin grêle de celles du gros intestin.

C.) COMPLICATIONS.

Des complications de gravité variable peuvent se montrer dans le cours de l'affection : elles sont locales ou générales.

I. *Complications locales.* — Il est assez fréquent d'observer autour de l'orifice cutané de la fistule, des rougeurs érythémateuses, des excoriations, voire même de véritables poussées d'érysipèle. C'est à l'écoulement continu du pus mélangé de matières fécales et à leur contact prolongé avec les bords de la fistule qu'il faut en attribuer la cause. Nous avons recherché, à ce point de vue, chez deux malades, la réaction chimique des matières excrétées par la plaie : nous avons déjà dit plus haut que, chez le premier, dont la fistule stercorale provenait d'un étranglement herniaire, elles étaient alcalines ; que, chez la seconde atteinte de fistule pyostercorale consécutive à un abcès périnéphrétique, elles étaient manifestement acides. Chez celui-là , elles n'étaient formées que de fèces sans traces de pus, et l'on ne constata jamais autour de sa fistule ni rougeurs, ni excoriations; chez l'autre malade, dont les excrétions contenaient un mélange de pus et de matières fécales, il s'est produit et il existe encore des rougeurs érythémateuses. Il semble donc probable que la réaction qu'exercent les uns sur les autres les produits stercoraux et les sécrétions purulentes aient donné au mélange ce caractère acide, lequel a certainement contribué au développement de l'érythème : ne peut-on pas le comparer à ces rougeurs, à ces excoriations même qui se produisent autour de l'anus à la suite de diarrhées persistantes?

Outre ces phénomènes de cause irritante, on a noté la formation sur les bords de la plaie, d'indurations, d'épaississements et même de véritables callosités Peter), qui peuvent s'étendre à une partie du trajet fistuleux et qui sont une des causes de la permanence des fistules.

Une complication fréquente, c'est le rétrécissement du trajet fistuleux, surtout au voisinage de son orifice cutané : on doit sans cesse le surveiller et le combattre, car il peut donner lieu à la rétention des matières dans le trajet, produire consécutivement des foyers secondaires, des décollements, origine de nouvelles fistules.

Nous n'avons pas constaté à la suite de ce rétrécissement la production d'accidents d'étranglement, comme cela arrive quelquefois dans les anus anormaux consécutifs aux hernies, ni ce que l'on désigne sous le nom d'engorgement de l'entonnoir membraneux. Nous avons vu s'établir, dans ces cas, une suppléance dans les voies d'excrétion qui assurait la sortie du pus et des produits stercoraux.

Nous arrivons à une complication rare, un cas unique nous autorise à la mentionner : c'est le déplacement de l'intestin à travers l'ouverture cutanée. On le reconnaît à la présence entre les lèvres de la plaie d'une tumeur mollasse, rouge pâle, saignant facilement, douloureuse, réductible, pouvant atteindre le volume d'un petit œuf.

Signalons la formation de fistules secondaires soit de la peau, soit de l'intestin : nous n'avons pas à revenir sur les premières. Quant aux autres, il peut arriver qu'il se produise une communication du gros intestin antérieurement perforé avec une anse d'intestin grêle. Elle se reconnaît au changement brusque qui survient dans la nature des matières excrétées au milieu desquelles apparaissent des aliments mal digérés.

Enfin, dans deux cas nous trouvons notée une perforation secondaire de la vessie. Nous y ajouterons le fait suivant observé par Frank : « ..... Ad exteriora quidem eumdem renis abscessum apertum fuisse, ac cum urina purulenta calculum evacuasse ; sed brevi tempore, colon etiam intestinum perforasse, ac urinam purulentam cum flatibus et excrementis, non modo per anum, sed per externum quoque ad lumbos, et iliæ ulcus expulisse compertum habemus (1). »

II. *Complications générales*. — Nous citerons en première ligne la *fièvre hectique*, sur laquelle nous reviendrons en étudiant la marche et les terminaisons de la maladie.

(1) Frank, De curandis hominum morbis, in caput Nephritis, t. II, p. 198, 1820.

M. Verneuil a signalé en outre l'apparition, à la dernière période de la maladie, d'un *œdème anémique* que nous trouvons retracé dans une ou deux autres observations, et qu'il décrit ainsi : « Dès le lendemain de l'opération on avait remarqué autour des malléoles du côté gauche, un léger œdème qui, quelques jours plus tard, se montra également du côté droit. Peu à peu l'enflure gagna de bas en haut, de façon à envahir les jambes, puis les deux cuisses jusqu'à la paroi abdominale et les parties génitales. Les téguments, luisants et distendus au maximum, semblaient devoir éclater d'un moment à l'autre, ce qui arriva d'ailleurs dans la nuit du 26 : la sérosité s'échappant par des fissures imperceptibles inonda complètement le lit et continua à couler sans relâche pendant les jours suivants. Cette perte énorme et incessante épuisa rapidement le reste des forces : le 30 survint un frisson et apparurent sur la jambe gauche de larges plaques de gangrène ; la malade tomba dans un état de stupeur et de demi-coma qui ne cessèrent qu'avec la mort..... »

CHAPITRE V.

Marche. Durée. Terminaisons. Suites de la guérison. Récidives.

1° *Marche*. — Dans quelques cas, où l'affection a présenté dès son début un appareil symptomatique

grave, avec une fièvre vive et une température de 40
et au-dessus, avec un état typhoïde persistant, comme
nous en avons quelques exemples, la région malade devient le siège d'un gonflement considérable et rapide ;
en quelque jours l'abcès perfore l'intestin ; une ouverture extérieure se produit ou est créée par le chirurgien :
la fistule est établie. L'état général s'aggrave de jour en
jour, et, dans un court espace de temps, le malade
meurt avec une température toujours élevée et souvent
avec du délire. Ces cas graves, suraigus, sont heureuse-
ment l'exception ; une marche essentiellement chronique
caractérise l'immense majorité des fistules pyo-stercorales, dont l'évolution se fait en général de la manière
suivante : un abcès de cause variable s'est développé
dans l'une des régions qui en sont le siège habituel ; suivant la tendance du pus à se porter de préférence vers
l'extérieur ou vers l'intestin, c'est dans ce dernier ou à
la peau que l'abcès s'ouvre ou est ouvert primitivement.
Sur 72 cas nous avons trouvé que la perforation intestinale avait précédé la fistule cutanée 46 fois ; dans les
26 autres elle est survenue secondairement.

Le temps qui s'écoule entre le début de l'affection et
l'établissement de la fistule est extrêmement variable :
si nous nous en rapportons à la moyenne, elle serait
de 140 jours ; mais à côté des chiffres 3, 7, 20, 45,
90 jours, nous trouvons 6 mois, 1 an, 2 ans, 29 mois, etc.
Ce que nous pouvons dire, c'est qu'en général la fistule
se produit plusieurs mois après le début de l'abcès.

La fistule une fois établie, la physionomie de l'affection change : la fièvre tombe, la tuméfaction disparaît,
en partie du moins ; le pus se montre dans les selles, les
matières fécales apparaissent dans la plaie au milieu

des produits de la suppuration. Cet état dure plus ou moins longtemps avec des oscillations, des intermittences, des arrêts dans l'écoulement par les deux orifices de la fistule ; il se produit des alternatives de constipation et de diarrhée ; le rétrécissement de l'orifice cutané, suivi de foyers collatéraux, de fusées purulentes, peut exiger des dilatations, des débridements, des ouvertures secondaires.

Alors, si la fistule doit se terminer par la guérison, les matières fécales sortent de moins en moins abondantes par la plaie et finissent par disparaître ; la suppuration diminue, la cavité purulente se rétrécit progressivement et s'oblitère peu à peu ainsi que le trajet fistuleux ; l'ouverture cutanée se ferme, la fistule est guérie. Donc, de même que l'abcès avait été l'origine des accidents, de même il en est le terme : c'est la suppuration qui disparaît la dernière. Dans quelques cas la fistule devient stationnaire et même permanente, par le mécanisme que nous avons indiqué plus haut. Dans d'autres, la mort survient, comme nous le dirons tout à l'heure.

S'agit-il de cas spéciaux où la fistule est entretenue par un corps étranger ou des vers intestinaux, l'extraction de l'un, la sortie des autres, seront le plus souvent suivies d'une guérison prompte.

2° *Durée*. Nous venons de voir combien était variable le temps qui séparait le début de l'affection de la formation définitive de la fistule pyo-stercorale. Il en est de même pour la durée totale de cette dernière : la moyenne se trouve être de quatre mois à quatre mois et demi. A côté de ce chiffre moyen, nous trouvons les chiffres extrêmes de quelques jours, quelques semaines et de 1, 2, 3 ans. Dans l'immense majorité des cas, la durée des fistules pyo-stercorales est longue et doit être évaluée par des mois.

3° *Terminaisons*. — Il existe trois modes de terminaison, qui se décomposent ainsi :

Guérisons	49
Morts	16
Permanence de la fistule	4
Malades en observation	3
	72

soit une moyenne de 71, 43 guérisons pour 100. Lorsque la fistule devient permanente, elle acquiert en général des dimensions plus considérables, et se transforme en un véritable anus contre nature.

Les terminaisons varient suivant le sexe du malade, comme le montrent les chiffres suivants :

	H.	F.
Guérisons	27	22
Morts	8	8
Permanence de la fistule	4	0
En observation		3
	39	33

Remarquons l'absence de fistule permanente chez la femme, et la fréquence un peu plus grande des morts chez elle que chez l'homme.

Le tableau suivant indique l'influence du siège de l'abcès sur les terminaisons.

	Abcès périnéphr.	Péri-typhlit.	Abc. de f. iliaq. dr.	Abc. de f. iliaq. g.	Abc. de f. il. (?)	Abcès. av. vers
Guérisons...	4	11	12	3	3	16
Morts.......	0	5	4	4	2	1
Fistules permanentes.	0	0	1	0	2	1
En observ ...	1	2	0	0	0	0
	5	18	17	7	7	18

Il montre qu'il n'existe pas de cas de mort parmi les abcès périnéphrétiques, un seul dans ceux qui se sont accompagnés de vers intestinaux, tandis que les péri-tythlités en comptent 1 sur 3, et que ce sont les abcès des fosses iliaques, surtout ceux du côté gauche, qui ont à enregistrer le plus grand nombre de décès.

Nous avons maintenant à dire comment meurent les malades atteints de fistule pyo-stercorale. Sur 16 cas de mort, dans trois d'entre eux le résultat de l'autopsie n'est pas consigné; dans un seul (Peter), une péritonite aigüe généralisée emporta le malade. Dans le cas de Sédillot, l'auteur dit que son malade mourut d'une péritonite partielle survenue du côté opposé à la fistule; il faut ajouter qu'il était épuisé par de longs excès, par des maladies antérieures et une suppuration prolongée. Dans la plupart des autres cas, c'est par épuisement, par une sorte d'empoisonnement lent que sont morts les malades: le pus, les matières intestinales, l'air extérieur, réagissant les uns sur les autres, constituent un mélange délétère qui finit par pénétrer dans la circulation et infecter l'économie toute entière. Ainsi surviennent une septicémie chronique, une infection putride lente, des lésions viscérales, la fièvre hectique: les malades maigrissent, tombent dans une anémie profonde, la peau prend une teinte terreuse, la diarrhée se montre profuse, incoercible ; puis arrivent les accès fébriles, le soir surtout, les sueurs abondantes, la cachexie. C'est alors que peut se manifester l'œdème anémique qui envahit les membres inférieurs et se termine par le sphacèle. Donc, épuisement et septicémie chronique, telles sont les causes habituelles de la mort chez les malades atteints de fistule pyo-stercorale.

4° *Suites de la guérison. — Récidives.* — Lorsque la fistule s'est terminée par la guérison, que l'ouverture cutanée est cicatrisée, que la suppuration a cessé, et que le cours des matières, un instant dévié, est complétement rétabli, cette guérison est-elle durable, laisse-t-elle après elle des inconvénients sérieux? Est-elle exposée à des récidives? Dans la plupart des cas de guérison, il est dit qu'elle fut complète, définitive, et on n'y trouve mentionnée l'apparition d'aucun trouble grave qui fût susceptible de donner des craintes pour l'avenir. Souvent l'auteur rapporte qu'il revit son malade plusieurs mois, plusieurs années après la guérison, que celle-ci avait persisté et que l'affection n'avait laissé après elle aucune gêne dans les différentes fonctions ; certaines malades même avaient eu plusieurs enfants, bien portants. Trois cas seulement de récidives doivent être enregistrés ; chez la malade de Campbell, entre autres, la fistule se ferma et se rouvrit plusieurs fois, et deux ans encore après le début de l'affection, des douleurs se manifestaient, à intervalles éloignés, pendant un jour ou deux, et la fistule laissait échapper une faible quantité de matières. Elle se ferma définitivement.

CHAPITRE VI.

Pronostic.

Les résultats que nous venons d'exposer à propos des terminaisons montrent que le pronostic est relativement favorable, puisque sur 72 cas nous avons 49 guérisons, 4 fistules permanentes et 16 décès, plus 3 malades en observation. Ils atténuent donc l'impression sombre que M. Verneuil avait retirée de ses deux cas malheureux, et qu'il exprime dans les lignes suivantes : « Il en est autrement des fistules sterco-purulentes qui, au bout d'un temps plus au moins long, finissent presque toujours par détériorer la constitution et amener un état particulier, caractérisé cliniquement par la fièvre lente, les troubles continus des fonctions nutritives, un affaiblissement progressif, et anatomiquement, par des lésions profondes des grands viscères. » Il est vrai que les deux cas de M. Verneuil ont trait à deux phlegmons de la fosse iliaque, chez des femmes et du côté gauche, et nous avons vu que ces derniers présentent une gravité un peu plus grande ; mais en considérant, comme il le fait, la généralité des cas, il faut admettre que le pronostic est favorable, et M. Jaccoud dit avec raison : « Lorsque la paroi abdominale est perforée en même temps que l'intestin, on peut observer l'issue des matières fécales et l'établissement d'une fistule stercorale, en général *curable* » (1).

On doit d'ailleurs considérer, dans le pronostic, la cause de l'affection, le sexe et l'âge du sujet, le siège de la fistule et de la perforation intestinale, etc. Il varie suivant la cause : il suffit pour s'en convaincre, de comparer les fistules pyo-stercorales dont l'origine a été un corps étranger et celles qui surviennent à la suite de fatigues excessives, chez des sujets affaiblis par des maladies antérieures ou chez des femmes récemment accouchées. La mortalité est plus élevée chez les femmes que chez les hommes; tandis que chez ces derniers, les morts sont dans la proportion de 20 pour 100, ils sont chez la femme de 25 pour 100. L'âge du sujet est une considération peu importante pour le pronostic : les guérisons et les morts surviennent également chez les jeunes sujets, chez les adultes, et chez ceux qui ont dépassé l'âge moyen.

Mais si l'on interroge le siège de la fistule, on voit que les cas réunis de fistules consécutives à des pérityphlites et à des abcès de la fosse iliaque droite, c'est-à-dire des fistules pyo-stercorales du côté droit, comptent, sur 35 cas, 23 guérisons, 9 morts, 1 fistule permanente (2 malades restant en observation), tandis que sur 7 cas de fistules à gauche, nous avons 4 morts et 3 guérisons seulement. Il n'est pas non plus indifférent que la perforation siège sur l'intestin grêle ou le gros intestin. En effet, sur 3 cas certains de perforation de l'intestin grêle, il y eut 2 morts : la terminaison fatale dans ces cas s'explique par ce fait qu'une fistule du petit intestin,

(1) Jaccoud, Phlegmon iliaque, in Appendice, p. 108.

surtout si elle est voisine de l'estomac, donne issue à des substances alimentaires qui n'ont pas subi le travail de la digestion, et que cette soustraction incessante contribue pour une grande part à l'épuisement du malade.

Nous ne ferons que rappeler l'influence fâcheuse qu'exercent sur le pronostic l'étendue de la perforation intestinale, la mauvaise constitution du malade, et les complications qui peuvent entraver une fistule en voie de guérison.

En réunissant, pour nous placer à un point de vue général, tous ces éléments divers qui entrent dans l'étude du pronostic, nous arrivons à une conclusion relativement heureuse, et réfléchissant à la gravité des abcès de la cavité abdominale et notamment des abcès des fosses iliaques qui, d'après Grisolle, ont causé, sur 73 cas, la mort 20 fois, et dans 11 autres cas donné des inquiétudes sérieuses, nous sommes en droit de dire que leur terminaison par fistule pyo-stercorale ne doit pas être rangée parmi les plus graves de leurs complications.

CHAPITRE VII.

DIAGNOSTIC.

Les détails dans lesquels nous sommes entrés à l'étude des symptômes, nous dispensent d'insister longuement sur le diagnostic qui, d'ailleurs, ne présente pas en général de difficultés sérieuses. Le plus souvent, en effet, on voit évoluer-sous ses yeux les différentes phases de l'affection, depuis l'abcès qui en est le premier terme jusqu'à la fistule qui le complique. Si l'on se trouve en présence d'une fistule entièrement établie, un interrogatoire attentif du malade révèlera l'existence antérieure d'une suppuration profonde ; on apprendra que du pus, précédé quelquefois d'un peu de sang, s'est montré dans les selles, que la plaie cutanée, après avoir pendant un certain temps donné lieu à un écoulement purulent, n'a pas tardé à livrer passage à des matières fécales, à des substances alimentaires, à des gaz ; on reconstituera ainsi facilement toute l'histoire de la maladie.

Cependant il est des cas qui commandent le doute ou du moins une observation attentive et prolongée ; nous avons en vue la confusion qui consisterait à prendre une *fistule purulente simple*, consécutive à un abcès fétide, pour une fistule pyo-stercorale. Si celle-ci existe réellement, l'odeur fétide et l'écoulement gazeux qui peuvent exister, mais passagèrement, dans une fistule purulente, persisteront, et en même temps on verra apparaître du pus dans les selles et des matières fécales dans la plaie.

Un *abcès gangréneux*, sans communication avec l'intestin, peut aussi s'accompagner de gaz et d'odeur fétide : on le reconnaîtra à l'absence de matières dans la fistule et de pus dans les garderobes, à l'élimination de tissus sphacélés, à leur odeur spéciale, aux symptômes généraux graves qui accompagnent les abcès de cette nature.

Les abcès ouverts à la fois dans l'intestin et à l'extérieur, mais sans épanchement stercoral dans la cavité purulente, présentent les signes des fistules pyo-stercorales, à l'exception de la présence des matières intestinales dans la plaie.

Autre question : une fistule pyo-stercorale étant

donnée, peut-on reconnaître le siège primitif de l'abcès ?
Nous avons vu plus haut avec quelle facilité la suppuration, née dans une région, s'étendait à la région voisine, combien il était fréquent de voir les abcès périnéphrétiques empiéter sur la fosse iliaque, et ceux de cette
dernière région gagner le tissu cellulaire péri-rénal. On
comprend que, dans ces conditions, si l'on n'a pas assisté
à l'évolution des accidents, il puisse être difficile de
remonter à leur origine exacte. Un interrogatoire minutieux, révélant l'existence de troubles antérieurs dans la
sécrétion urinaire, et des signes propres aux abcès périnéphrétiques, permettra de les distinguer des abcès des
fosses iliaques. En outre le siège de la fistule cutanée,
occupant fréquemment la région lombaire, dans les abcès
périnéphrétiques, et la paroi abdominale antérieure, le
voisinage du pli de l'aine et quelquefois la cuisse dans
les abcès des fosses iliaques, aidera dans une certaine
mesure à remonter à l'origine primitive. Si, d'autre part,
on hésite entre une pérityphlite et un abcès de la fosse
iliaque, la sortie de corps étrangers fera pencher le diagnostic vers une suppuration péricœcale antérieure.

On devra rechercher aussi si une hernie étranglée,
une péritonite suppurée n'ont pas été l'origine de la fistule. L'existence antérieure d'une hernie, les accidents
auxquels a donné lieu son étranglement, joints à l'absence d'une suppuration primitive, ne permettront pas
la confusion. Quant aux péritonites suppurées qui se
terminent par une fistule, nous avons vu qu'elles étaient
le plus souvent tuberculeuses et qu'elles s'ouvraient de
préférence au niveau de l'ombilic. Or, parmi les fistules
pyo-stercorales, celles dont l'orifice externe siège à

l'ombilic, sont presque toujours accompagnées de la sortie de vers intestinaux.

La disposition du trajet, le siège et les dimensions de la cavité intermédiaire seront reconnus à l'aide de l'exploration digitale, toutes les fois qu'elle sera possible, ou à l'aide de l'exploration avec les stylets, les sondes, etc.

Un point important dans l'étude du diagnostic, c'est le siège de la perforation intestinale : la question est de savoir si c'est l'intestin grêle ou le gros intestin qui est ouvert. Disons d'abord qu'elle est loin de pouvoir être toujours résolue : on peut s'en convaincre par ce fait que sur 72 cas nous avons 34 inconnues. En effet, les matières fécales ne présentent pas toujours des caractères tranchés qui permettent de dire que c'est l'intestin grêle ou le gros intestin qui est en cause : de l'existence d'un écoulement bilieux ou de la sortie de parcelles alimentaires, on n'est pas en droit de conclure à une perforation de l'intestin grêle ; enfin les auteurs, dans leurs observations, n'ont pas toujours eu soin de rechercher ce point de diagnostic. On ne devra jamais négliger, dans ce but, de donner des lavements d'eau simple ou de préférence des lavements colorés ; s'ils reviennent par la plaie, l'existence d'une perforation du gros intestin sera évidente. Quant aux injections pratiquées par la fistule cutanée, elles seront nécessairement faites au hasard, car on ne doit pas s'attendre à pouvoir distinguer les deux bouts de l'intestin ; il pourra donc se faire que le liquide pénètre dans le bout supérieur et ne sorte pas par l'anus, bien qu'il puisse exister une perforation du gros intestin. On n'aura que des probabilités sur la question de savoir quel est le point de l'intestin grêle ou du gros intestin qui communique avec la fistule. La sortie de substances alimentaires intactes et l'affaiblissement rapide du malade désigneront plutôt la première portion de l'intestin grêle, l'apparition de corps étrangers, le cœcum, dans le cas de fistule du côté droit.

Reste le diagnostic des complications ; chacune d'elles a des signes caractéristiques, et, pour être reconnue et traitée en temps convenable, demande simplement un peu d'attention.

CHAPITRE VIII.

TRAITEMENT.

On a pu voir, dans les pages qui précèdent, qu'à chaque pas de l'histoire des fistules pyo-stercorales, on rencontre des différences capitales qui les séparent des anus anormaux consécutifs aux hernies. Le traitement contribuera encore à accentuer cette distinction.

Les indications thérapeutiques que nous exposons dans les lignes suivantes reposent, comme le reste de notre travail, sur l'étude des observations que nous avons pu recueillir ; nous avons essayé pour le traitement, ainsi que nous l'avons fait pour les autres parties, de tirer de faits isolés des indications générales, et nous en avons divisé l'étude en trois chapitres :

Blin.   6

1º Traitement préventif.

2º Traitement palliatif.

3º Traitement curatif : nous dirons ici quels procédés on a employés pour la cure des fistules pyo-stercorales, et quels en ont été les résultats.

1º *Traitement préventif.*

Nous ne saurions trop répéter ces paroles de Dolbeau : « Si ces abcès finissent par communiquer avec l'intestin, cela tient à la timidité avec laquelle on les traite, aux ponctions capillaires, au drainage, etc... alors que le salut consiste dans une large ouverture ». Si ce précepte de donner largement et sans retard une issue à la suppuration est vrai pour tous les abcès en général, il s'applique bien plus encore à ceux qui, situés au contact des viscères, sont exposés à s'ouvrir dans leur cavité. Nous croyons que, dans plusieurs cas, s'il s'est produit une fistule pyo-stercorale, le retard apporté à une incision urgente a contribué pour une large part à la communication de l'abcès avec l'intestin. A cet égard, contentons-nous de signaler un fait, dans lequel l'auteur lui-même accuse le traitement employé, et consistant surtout en émissions sanguines locales ou générales, d'avoir été, avec l'ouverture tardive de l'abcès, la cause de la mort (1).

Sans doute, au début, alors que le pus n'est pas encore formé, les sangsues, les ventouses scarifiées, les vésicatoires, les cataplasmes, etc., devront être mis en

(1) V. John Burne, Gaz. méd., Paris. 1838, p. 402.

usage. Mais dès qu'un signe apparaît, qui permet d'affirmer l'existence de l'abcès, il ne faut pas hésiter, l'indication est formelle : on doit inciser largement, et s'il s'agit d'un abcès de la fosse iliaque, employer pour le manuel opératoire le procédé d'Astley Cooper pour la ligature de l'iliaque externe. A-t-on affaire à un abcès périnéphrétique, si le pus est situé profondément et qu'on craigne de léser des organes importants, il est peut-être préférable, à moins que l'état du malade n'exige une intervention urgente, d'avoir recours à des applications successives de pâte de Vienne ou de potasse caustique, de manière à déterminer la formation d'eschares qu'on fendra au besoin avec le bistouri pour hâter l'écoulement du pus.

Nous dirons plus : lorsque la suppuration s'est fait jour dans l'intestin et qu'elle ne trouve pas par cette voie une issue suffisante, que le gonflement et la fluctuation persistent, il est encore indiqué de pratiquer une ouverture extérieure ; nous nous appuyons, pour conseiller cette manière d'agir, sur des cas nombreux dans lesquels, malgré l'existence d'une perforation intestinale, une ouverture cutanée fut faite ou se fit spontanément et donna lieu à un abondant écoulement de pus qui fut suivi de la guérison de la fistule pyostercorale.

Le traitement préventif se résume donc dans l'indication suivante : ouvrir promptement et largement.

2° *Traitement palliatif.*

Nous arrivons ici au traitement même de la fistule

pyo-stercorale. Une des indications à remplir tout d'abord est la suivante : s'il existe une cause capable d'entretenir la suppuration, il faut la supprimer. A-t-on la certitude qu'un corps étranger a été l'origine de l'abcès, on le recherchera, on s'assurera de son siège, de sa nature, de son volume, s'il y a lieu, et on aura recours pour l'extraire à des moyens appropriés. S'agit-il de vers intestinaux dont l'existence a été révélée par la sortie d'un d'entre eux, on administrera au malade des anthelminthiques, des tænifuges; et la cause une fois supprimée, la guérison ne se fera pas attendre.

Faciliter l'écoulement du pus et en prévenir la stagnation doivent être pour le chirurgien une préoccupation incessante. Dans ce but, Dupuytren, accordant une grande importance à la position, faisait coucher ses malades sur le ventre : c'est là un moyen peut-être applicable dans certains cas, mais qui, chez beaucoup de malades, ne saurait être supporté longtemps. On fera plus facilement accepter la position assise, qui souvent suffira à remplir les mêmes indications. Dans tous les cas, il est préférable, si l'ouverture fistuleuse est trop étroite et ne permet pas l'écoulement facile du pus, de débrider, et d'empêcher l'orifice élargi de se rétrécir, en y introduisant des mèches d'un volume suffisant, des tubes à drainage, etc. A ces moyens, nous ajouterons l'application, pendant vingt-quatre heures, à plusieurs jours de distance, de tiges de laminaria ou d'éponges préparées; cette pratique pourra rendre d'utiles services, non-seulement pour dilater l'orifice extérieur de la fistule, mais aussi pour agir dans la profondeur du trajet, où il serait parfois imprudent de porter un instrument tranchant. On aura soin de donner des lavements fréquents pour dilater l'intestin et favoriser l'écoulement des matières fécales.

Il est deux autres indications importantes qu'on remplira par des moyens identiques, dont le but sera d'empêcher l'altération du pus par son mélange avec les matières intestinales et de donner à la membrane pyogénique des propriétés favorables à la cicatrisation. C'est dans cette idée qu'on pratiquera dans le trajet fistuleux des injections fréquentes de solution d'alcool camphré, d'acide phénique, de teinture d'iode ; en même temps qu'elles contribueront à débarrasser la cavité pyo-stercorale des produits délétères qu'elle contient, elles préviendront leur altération en combattant leur principe septique ; elles seront aussi un moyen d'exciter la membrane granuleuse et de provoquer la formation de bourgeons charnus de bonne nature.

S'il se produit des fusées purulentes, des foyers secondaires, on les combattra d'abord par la compression, ensuite par des incisions qui forceront les trajets multiples à se cicatriser du fond vers la périphérie.

On ne devra pas condamner les malades à un repos au lit absolu. A moins de contre-indication formelle, telle que la fièvre, on leur permettra de se lever quelques heures dans la journée. On leur prescrira des bains fréquents et mêmes des douches ; on évitera ainsi les causes d'affaiblissement, tout en provoquant des réactions favorables à la guérison. Les toniques et les reconstituants, le vin, l'alcool, le quinquina, le fer, toutes les médications propres à relever ou à soutenir la constitution affaiblie seront régulièrement prescrites.

On aura soin de favoriser le cours des matières fécales en combattant la constipation par des purgatifs légers.

Si la diarrhée se manifeste, on lui opposera l'opium, les lavements amylacés opiacés et astringents. Contre les accès fébriles, on prescrira le sulfate de quinine ; contre les douleurs, les injections sous-cutanées de morphine, le chloral, etc. Les vomissements seront généralement arrêtés par l'eau de Seltz, la glace, la potion de Rivière, et surtout par une alimentation réglée.

La question de l'alimentation a une grande importance. Nous pensons que la diète doit être absolument proscrite : si elle a donné des succès dans les anus anormaux consécutifs aux hernies (1), elle nous semble peu applicable ici chez des malades déjà affaiblis par la suppuration et exposés à la cachexie. Nous ne croyons pas non plus que le traitement de Louis, qui recommandait les aliments à gros résidus pour entretenir et élargir le calibre de l'intestin, convienne aux fistules pyo-stercorales. On donnera aux malades une alimentation facilement digestible et le plus nutritive possible, les œufs, la viande et même la viande crue. On leur recommandera de manger souvent et peu à la fois.

3⁰ *Traitement curatif.*

Lorsque la fistule est devenue permanente, existe-t-il des procédés opératoires à l'aide desquels on puisse en tenter la guérison ? Un traitement curatif a été employé dans 3 cas par Velpeau, par MM. Verneuil et Paulet : voyons en quoi il a consisté et quel en a été le résultat.

« Pour guérir la fistule, dit Velpeau, j'ai tout essayé. La suture simple, la suture enchevillée, l'autoplastie répétée trois fois ont complètement échoué. Les purga-

(1) Cure par la diète de Lapeyronie.

tifs en lavements n'ont pas mieux réussi. Une valvule, que j'avais sentie au fond de la caverne, fut détruite avec l'entérotome de Dupuytren sans qu'il en soit rien résulté d'avantageux (1). » Plus loin, à l'article Traitement, il revient sur les méthodes qu'il employa pour la cure de la même fistule et dit : « L'autoplastie semble, de prime abord, offrir plus de chances de succès, je l'ai tentée de trois façons et vainement..... Chez le jeune Castin, observation VIII (2). » Puis il décrit les trois procédés qui aboutirent, le premier à laisser une plaie plus grande qu'elle ne l'était auparavant, les deux autres à la gangrène du lambeau. Il ajoute : « Je crus voir en définitive qu'il y avait ici deux obstacles très-difficiles à vaincre : l'un qui tient à la nature âcre ou septique des matières intestinales, l'autre, qui dépend de l'induration des tissus voisins, etc..... (3). »

Donc, la suture simple et la suture enchevillée, trois procédés d'autoplastie et l'entérotomie ont échoué entre les mains de Velpeau.

M. Verneuil, voyant le danger surtout dans les mauvaises qualités du pus, a eu recours au procédé suivant : « Une sonde cannelée, dit-il, étant introduite dans l'orifice fistuleux servit à guider un bistouri à l'aide duquel je fis un débridement suffisant pour permettre l'introduction du doigt..... Le même doigt, sans quitter le foyer, servit à conduire un trocart courbe qui perfora la paroi abdominale à 6 centimètres en avant de l'orifice, et à un

(1) Velpeau, Leç. de clin. chir., t. I, p. 547, obs. VIII.
(2) Velpeau, loc. cit. p. 551.
(3) Velpeau, id., 552.

travers de doigt environ de la crète iliaque pour éviter
sûrement la circonflexe iliaque.

« A travers la canule de ce trocart fut conduit un fil
fort, après l'ablation de la canule une chaîne d'écraseur
avec laquelle je sectionnai toute l'épaisseur de la paroi
sans effusion de sang. Les lèvres de la plaie étant écar-
tées, j'apeçus sans peine le fond du foyer, mais sans
pouvoir distinguer la perforation de l'intestin; je n'y
parvins pas mieux en poussant par l'anus une injection
laiteuse : le liquide sortait à gros bouillons, mélangé de
matières fécales, remplissait la cavité et masquait aussitôt l'aspect des parties..... »

Alors M. Verneuil, après avoir agrandi la section de
la paroi abdominale par le même procédé (trocart et
écraseur), finit par apercevoir l'orifice de l'intestin qui
avait 4 à 5 millimètres de large et se reconnaissait au
bourrelet muqueux qui le tapissait. Le foyer fut ex-
ploré, en deux points ses limites ne purent être atteintes.
Le manuel opératoire fut immédiatement modifié; les
surfaces de section furent cautérisées avec le fer rouge,
ainsi que la membrane pyogénique et l'orifice intestinal
lui-même.

L'opération fut suivie d'une grande amélioration
dans l'état local, la cicatrisation avançait, la fistule
se rétrécissait de jour en jour. Mais dès le lendemain
de l'opération, on avait remarqué autour des malléoles
de l'œdème, qui envahit les deux membres inférieurs,
donna lieu à des eschares, et la malade succomba à
un œdème anémique, trente-trois jours après l'opération.

M. Paulet, plus heureux, guérit son malade : « L'idée
me vint, dit-il, d'agir comme l'a fait M. Verneuil, à sa-

voir de faire une large ouverture à l'abcès et de supprimer la rétention du pus. Je fis une incision comme celle d'Astley Cooper pour la ligature de l'iliaque externe, et j'éprouvai de très-grandes difficultés à me reconnaître au milieu des parois aponévrotiques dont le travail phlegmasique avait modifié les conditions. J'y parvins cependant : je débridai largement et j'obtins une quantité considérable de pus fétide. A partir de ce moment, j'assistai à une véritable résurrection..... »

Tels sont les procédés mis en usage par Velpeau et MM. Verneuil et Paulet : ce dernier seul a obtenu un résultat favorable. Ce qui ressort surtout du manuel opératoire employé par M. Verneuil, c'est le but vers lequel il tendait : donner au pus une large issue et modifier les surfaces suppurantes.

Nous croyons donc pouvoir conclure de ce qui précède qu'il n'existe pas d'opération réglée, à l'aide de laquelle on doive tenter la cure radicale des fistules pyo-stercorales. On ne peut songer à obtenir d'emblée leur guérison : il faut savoir l'attendre et l'aider par un traitement palliatif ou chirurgical, variable selon les cas, et appliqué en temps opportun,

CONCLUSIONS.

I. — Il existe une variété de fistules stercorales, dont le point de départ est un abcès phlegmoneux de l'abdomen, ouvert à la fois dans l'intestin et à l'extérieur; elles donnent lieu à un écoulement de pus par l'anus et de matières intestinales par l'orifice cutané; elles peuvent être désignées sous le nom de *fistules pyo-stercorales*.

II. — Elles reconnaissent comme origine : des abcès périnéphrétiques, des pérityphlites suppurées, des abcès de la fosse iliaque, enfin des suppurations qui s'accompagnent de la sortie de vers intestinaux. Ces abcès sont situés en dehors du péritoine, qui n'est jamais primitivement atteint.

III. — Leur caractère anatomo-pathologique principal consiste dans l'existence d'une *cavité intermédiaire* ou pyo-stercorale, placée entre la perforation intestinale et le trajet fistuleux extérieur; sorte de réservoir constitué par le foyer purulent, dans lequel séjournent plus ou moins longtemps les produits intestinaux, avant d'apparaître à l'orifice cutané.

Cette cavité est entourée d'adhérences qui la relient à l'intestin et préviennent l'épanchement du pus ou des matières stercorales dans le péritoine.

Le plus souvent unique, communiquant quelquefois avec des cavités voisines plus petites, dues à la formation de foyers secondaires, elle est tapissée par une membrane pyogénique, qui se continue d'un côté avec la muqueuse intestinale, de l'autre avec la membrane accidentelle qui recouvre le trajet fistuleux.

IV. — La perforation intestinale occupe, au moins neuf fois sur dix, le gros intestin.

V. — L'orifice cutané de la fistule, unique ou multiple, comme le trajet intermédiaire auquel il fait suite, occupe, par ordre de fréquence, les fosses iliaques, le pli de l'aine, la région lombaire, la région ombilicale, enfin la partie supérieure de la cuisse.

VI. — Quelques signes prémonitoires peuvent annoncer ou faire craindre la production prochaine d'une fistule pyo-stercorale, ce sont : la présence d'un peu de sang et surtout de pus dans les selles ; le gargouillement ; l'apparition brusque et spontanée de sang ou de gaz à l'orifice cutané d'une fistule , jusqu'alors simplement purulente.

VII. — L'écoulement, par la fistule, de pus mélangé d'une quantité variable de matières intestinales, fétides ou non, avec ou sans gaz, d'une part ; de l'autre, la présence du pus dans les selles, sont les deux symptômes fondamentaux, nécessaires, des fistules pyo-stercorales. Accessoirement, des corps étrangers, des vers intestinaux, l'urine, peuvent être éliminés par l'orifice fistuleux.

La sortie des produits intestinaux présente fréquemmentdes *intermittences*.

Le pus peut s'écouler presque entièrement par l'anus,

et les matières fécales par la fistule. Cette circonstance survient surtout dans les cas rares de transformation de la fistule en anus anormal.

Il existe quelquefois des alternatives de constipation et de diarrhée, qui donnent lieu à des débâcles.

VIII. — L'érythème, les excoriations, l'érysipèle même qui compliquent les fistules pyo-stercorales, semblent devoir être attribués à l'acidité des excrétions, résultant du mélange du pus et des produits intestinaux.

IX. — La marche est essentiellement chronique. La durée s'évalue par plusieurs mois.

X. — Les terminaisons se répartissent en : 49 guérisons, 16 morts, 4 fistules permanentes et 3 malades en observation, sur 72 cas. Les récidives sont rares.

XI. — Le pronostic est relativement favorable.

XII. — Le diagnostic est facile : une fistule purulente simple, avec odeur fétide et issue de gaz, un abcès gangréneux, pourraient seuls donner lieu à des erreurs.

XIII. — Les guérisons sont spontanées ; le traitement est surtout palliatif : il doit s'adresser à la cavité pyo-stercorale, qui est le point de départ du travail réparateur, comme elle avait été la cause première des accidents.

DEUXIÈME PARTIE

OBSERVATIONS.

I. — FISTULES PYO-STÉRCORALES CONSÉCUTIVES AUX ABCÈS PÉRINÉPHRÉTIQUES.

Obs. I. (Personnelle) (1).

*Abcès périnéphrétique gauche. Troubles urinaires. Ouverture pri-
mitive de l'abcès dans l'intestin. Ouverture artificielle à la paroi
abdominale antérieure. Fistule pyo-stercorale. Hernie de l'intestin
à travers la plaie. Anus contre nature (1).*

La nommée B... B..., âgée de 21 ans, demoiselle de magasin,
entre le 27 novembre 1878, salle Sainte-Clotilde, n° 19, à l'hôpital Beaujon, service de M. L. Le Fort.

Il y a deux ans et demi, au mois de juillet 1876, la malade,
institutrice en Angleterre, où elle habitait un logement humide,
éprouva des douleurs dans le bas-ventre, surtout au moment de
la miction, le besoin d'uriner se faisait sentir toutes les heures ou
toutes les deux heures. Ces accidents ne semblent pas devoir être
rapportés à la blennorrhagie. Au mois d'août, elle revint à Paris,
où elle occupa une place de demoiselle de magasin. Les mêmes

(1) La malade reste en observation dans le service.

accidents qui s'étaient un peu calmés, revinrent, augmentèrent même d'intensité : douleurs vives dans le bas-ventre, besoin d'uriner tous les quarts d'heure, et à chaque miction, sensation de brûlure au méat. En même temps la malade avait un écoulement leucorrhéique abondant, dont l'existence remontait, d'ailleurs, à une époque antérieure aux accidents dont il s'agit. Elle fut traitée à ce moment par des capsules de térébenthine et des bains de siège.

Au mois d'octobre 1876, les règles se sont supprimées, et ont manqué pendant six mois. — A la même époque, la malade fut obligée de garder [un repos absolu pendant quatre mois, prenant des bains de siège, des capsules de térébenthine, en même temps qu'on lui faisait des badigeonnages de collodion sur le bas-ventre. Alors, disparition progressive et presque complète des douleurs, et mictions moins fréquentes ; les forces revinrent ; les règles reparurent, sous l'influence des sinapismes aux cuisses d'abord, puis spontanément, mais irrégulières et peu abondantes.

Elle put, au mois de mars 1877, reprendre son travail, et sa santé fut satisfaisante jusqu'au mois d'août 1878, pendant plus d'un an.

Août 1878. Les mêmes accidents reparaissent, pour lesquels l malade fit usage de capsules de térébenthine, d'injections d'eau tiède dans la vessie tous les deux ou trois jours, de pommades en frictions sur le ventre, de topiques calmants dans l'anus. A ce moment aussi, disparition des règles, qui ne sont pas revenues depuis.

Octobre 1878. Aux symptômes précédents s'ajoutent des douleurs dans la région lombaire et dans le flanc du côté gauche, au niveau des reins ; peu sensibles au repos, plus vives pendant le travail, elles étaient augmentées par les mouvements et la pression. La malade éprouvait un grand soulagement en enlevant son corset, qui cependant était peu serré.

Novembre 1878. Dans les derniers jours d'octobre, la malade est entrée une première fois à l'hôpital Beaujon, dans le service de M. Le Fort, et y a fait un séjour de trois semaines. A ce moment, on sentait, dans le flanc gauche, entre le bord inférieur des fausses côtes et la crête iliaque, un empâtement profond, mal limité, douloureux, et contrastant d'une manière très-nette avec la souplesse de la région du côté opposé. Les urines de ía malade, conservées chaque jour dans un verre à expériences, laissaient déposer une couche blanchâtre, d'aspect purulent, de quantité variable d'un jour à l'autre. Pendant quelques jours, elle avait une épaisseur de 3 à 4 centimètres, tandis qu'elle était presque nulle les jours suivants, et réduite à un simple nuage. La partie limpide des urines ne donnait aucun trouble par la chaleur ; l'acide azotique y développait quelques flocons, que l'alcool faisait disparaître. Pendant son séjour à l'hôpital, la malade a été simplement mise au repos, et a pris trois capsules de térébenthine par jour.

La malade quitte l'hôpital, reprend son travail, qu'elle ne peut continuer que pendant une dizaine de jours, et rentre dans le service de M. Le Fort, le 27 novembre.

27 novembre. L'état est à peu près le même qu'au moment de sa sortie de l'hôpital. Les douleurs sont surtout vives dans le flanc gauche ; l'urine est peu troublée, et donne un dépôt peu abondant.

1er décembre. La malade a des accès fébriles le soir: 25 centigrammes de sulfate de quinine, par jour. On sent toujours, dans le flanc gauche, un empâtement profond, qui devient de plus en plus net ; mais on ne perçoit pas de fluctuation.

Le 5. L'urine laisse un dépôt blanchâtre, très-épais et très-abondant. Constipation opiniâtre, douleur vive dans le flanc gauche. Coton iodé sur la région douloureuse.

Le 7. La région du flanc gauche semble un peu élargie, immédiatement au-dessus de la crête iliaque ; mais cette déformation est peu sensible. La palpation dénote une très-notable augmentation de consistance dans toute cette région : elle commence à être sensible à deux travers de doigt en dehors de l'ombilic du côté gauche, occupe la région latérale et s'étend en arrière jusqu'au bord externe du carré des lombes. Le reste de l'abdomen et la fosse iliaque gauche sont souples. Toute la zone indurée est douloureuse à la pression et mate à la percussion ; partout ailleurs, on ne rencontre ni douleur ni matité. M. Le Fort croit percevoir une sensation de fluctuation, mais conserve encore quelques doutes : en appliquant une main sur la paroi antérieure, au devant de la région empâtée et l'autre sur la paroi postérieure, il n'arrive pas à isoler nettement la tumeur ; et cette manœuvre ne rend pas la fluctuation plus nette. Rien de notable dans les urines.

Cependant, malgré l'absence de quelques signes, et le caractère vague de certains autres, M. Le Fort, en raison du siège de la douleur et de l'empâtement, en raison des troubles urinaires qui datent de longtemps, n'hésite pas à porter le diagnostic de : phlegmon périnéphrétique.

Le 9. La malade a toujours des accès fébriles le soir. Les symptômes locaux ne se sont pas accentués. T. 37,6.

Le 10. M., T. 38° ; S., T. 38,5.

Le 11. Il existe une saillie manifeste à gauche de l'ombilic : la sensation de fluctuation est plus nette. T. 38,2.

Le 12. T. 38°. M. Le Fort ayant perçu la fluctuation, pratique une ponction avec un appareil aspirateur, dans le point le plus saillant, qui est aussi le plus manifestement fluctuant, à la hauteur de l'ombilic, sur une ligne verticale passant par l'épine iliaque antéro-supérieure. On retire 1/2 litre de pus de bonne nature, sans odeur.

Le 13. T. 38,5. La malade a moins souffert cette nuit que les précédentes. Vers onze heures du soir, elle a eu un petit frisson, suivi de sueurs abondantes. Les urines des vingt-quatre heures laissent déposer une couche assez notable de pus. Sulfate de quinine, 0 gr. 50.

Le 14. T. 38°. Nuit bonne. Sommeil excellent. Douleurs peu vives.

Les 15-16-17. Pas de fièvre. Sueurs moins abondantes. Pas de phénomène nouveau.

Le 21. T. 38,6. Depuis deux jours, les douleurs sont plus vives ; la malade ne dort pas. Le gonflement de la région a augmenté.

Le 22. Depuis deux heures du matin, la malade a eu des nausées et des vomissements qui continuent encore au moment de la visite. Potion de Rivière.

Le 23. Les vomissements ont cessé. T. 38,8.

Le 24. La malade a des besoins fréquents d'uriner (neuf fois dans la nuit). Miction douloureuse ; urine très-épaisse, avec dépôt abondant. T. 38,4.

On applique au point le plus saillant de la région douloureuse, là où l'on avait pratiqué la ponction, un trait de pâte de Vienne à travers la fente d'un morceau de diachylon. Au bout de dix minutes on l'enlève et l'on voit une eschare noire, longue de 5 à 6 centimètres, et d'un peu plus de 1/2 centimètre de large. On place sur l'eschare des compresses alcoolisées.

Le 25. T. 37,6.

Le 26. T. 36,8.

Le 27. T. 37,2. M. Le Fort enlève avec le bistouri l'eschare superficielle produite, le 24, par la pâte de Vienne, dont on fait, pendant dix minutes, une nouvelle application.

Le 31. Pas de fièvre; mais douleurs très-vives sur toute la longueur de la ligne blanche.

4 janvier 1879. Insomnie. Douleurs dans la région de la fosse iliaque gauche, profondément et autour de l'eschare. Etat général assez satisfaisant.

Le 5. Troisième application de pâte de Vienne, pendant cinq minutes.

Le 10. Quatrième application du caustique. Les douleurs persistent dans la fosse iliaque et autour de la plaie. Pas de fièvre.

Le 16. Cinquième application de pâte de Vienne, pendant six minutes.

Le 20. L'eschare étant insuffisamment large et profonde, M. Le Fort, fait une incision, qui amène un écoulement abondant de pus, sans fétidité. On place dans la plaie une petite bande de toile, large de 1 centimètre et demi, et trempée dans une solution d'alcool camphré. Sirop de Gibert, 20 grammes.

Le 25. Pansement alcoolisé tous les jours ; suppuration abondante, sans caractères particuliers. La tuméfaction qui existait au tour de la plaie a, en grande partie, disparu. Les douleurs sont moins vives ; la malade dort mieux.

Le 27. L'écoulement purulent continue. L'état général est meilleur ; l'appétit revient ; les douleurs sont calmées.

Le 1er février. Pas de changement notable. Depuis deux jours, matin et soir, la malade ressent des douleurs névralgiques dans le cou et dans la tête. Urines sans dépôt.

Le 3. Les crises douloureuses persistent. On supprime le sirop de Gibert. On donne du sirop d'iodure de fer.

Le 6. Douleurs névralgiques moins vives. La suppuration continue, toujours abondante ; mais l'état général est bon. Les urines sont normales.

Blin.   7

Le 25. Etat stationnaire. Pas de douleurs véritables dans le flanc et la fosse iliaque, mais une sensation de pesanteur. Suppuration un peu moins abondante. L'orifice de la plaie s'est un peu rétracté. La malade, quoique un peu constipée, à des garderobes chaque jour.

Le 18 mars. M. Marchand, (suppléant M. Le Fort), fait dilater le trajet fistuleux avec une tige de laminaria. A partir de ce jour, on maintient dans la plaie un drain, du diamètre de 5 millimètres environ, et qui pénètre de 3 à 4 centimètres ; on fait des injection quotidiennes avec une solution phéniquée au 1|50°. Ces injection sont très-douloureuses pour la malade. L'écoulement de pus ess toujours abondant. L'empâtement de la région a diminué. Il est, en outre, remarquable que, depuis l'ouverture de l'abcès faite à la paroi abdominale, on n'a plus rencontré de traces de pus dans les urines. Quelques envies de vomir, combattues par l'eau de Seltz et la viande crue.

Le 10 avril. On laisse de nouveau, pendant 15 à 18 heures, une tige de laminaria, dans le trajet fistuleux qui commençait à se rétrécir. La suppuration est toujours abondante. Les injections phéniquées provoquent de la douleur, et tout l'abdomen lui-même est douloureux à la pression. En outre, il s'est produit un phénomène nouveau très-important : la malade nous dit qu'après avoir pris un lavement, si elle vient à se lever, une partie du liquide sort par l'orifice de la plaie.

Le 18. On a purgé la malade avec de l'huile de ricin ; et pendant la nuit, elle a remarqué que par la plaie s'échappaient des matières noirâtres, liquides, ayant l'aspect et l'odeur de matières fécales.

Le 19. L'externe du service, M. Bailly, chargé du pansement, constate et nous fait constater, à l'orifice externe du trajet fistuleux, quelques débris de matières fécales, fortement colorées par la bile et présentant une teinte jaune très-accentuée. La malade a eu un peu de diarrhée ; mais on ne trouve pas de traces de pus dans les selles.

Depuis ce jour (19 avril), jusqu'à la fin du mois, nous constatons que l'empâtement du flanc gauche, qui avait diminué, subit chaque jour une augmentation notable, et que, de plus, il s'accentue surtout dans la région de la fosse iliaque gauche.

Le 3 mai. Quand la malade est au repos, dans la position horizontale, les liquides intestinaux ne sortent pas par la plaie; mais
quand elle s'assied dans son lit, les phénomènes dont nous avons
parlé, se reproduisent. Depuis quelques jours, la malade ressent
une douleur assez vive au-dessous et en dedans de la plaie. Il s'est
formé, à ce niveau, une tumeur du volume d'une orange moyenne,
dure, de forme arrondie, et douloureuse à la pression. D'ailleurs,
en même temps qu'elle s'accroît, la suppuration diminue.

Le 6. La tumeur a augmenté de volume, mais diminué de consistance : elle est fluctuante. Elle semble formée par la rétention
du pus.

M. Le Fort explore, avec un stylet, le trajet fistuleux qui a beaucoup diminué de longueur. Pour confirmer la persistance de la
fistule stercorale, M. Le Fort fait donner à la malade un lavement
simple. Quelques instants après, on voit sourdre par la plaie un
liquide blanc jaunâtre, avec des grumeaux d'un jaune foncé, et
présentant une odeur fécaloïde. Aucun doute n'est permis. Application de teinture d'iode, et d'une légère compression ouatée sur
le point où s'est développée la tumeur.

Le 12. La tumeur a presque disparu, ainsi que la douleur dont
elle était le siège; en même temps, la suppuration a augmenté. Il
paraît donc de plus en plus évident que la tumeur était formée par
la rétention du pus; une compression légère, mais soutenue a
suffi pour vaincre l'obstacle qui empêchait sa libre sortie ; cela explique d'ailleurs l'accroissement simultané de la quantité de pus
rendue par la plaie. Les selles n'en contiennent pas, non plus que
les urines.

Le 15. La suppuration a diminué ; la malade ne souffre plus ;
elle n'a pas de fièvre; l'état général est bon.

Le 27. Du 22 au 27 mai, la malade a eu trois selles purulentes,
la suppuration continuant par l'orifice externe de la fistule. Le
trajet s'est rétréci : on le dilate avec une tige de laminaria.

Le 28. La malade a eu une selle purulente : tant que la laminaria est restée dans le trajet fistuleux, il n'est pas sorti de pus
par l'orifice cutané; il est donc vraisemblable que la laminaria
faisait l'office de bouchon, que, de plus, il existait un trajet fistuleux d'une certaine longueur entre l'orifice abdominal de la fistule et la poche purulente, dont le contenu, trouvant oblitéré son

orifice habituel de sortie, s'était reporté vers l'issue opposée, l'ouverture intestinale. Et cette disposition du trajet fistuleux est encore confirmée par le fait suivant : on introduit une sonde dans ce trajet ; elle joue librement jusqu'à la profondeur de 3 centimètres, mais, quand on pénètre plus avant, on sent qu'elle est serrée, et on est obligé de s'arrêter; l'exploration devient douloureuse. Le trajet doit donc avoir la forme d'un entonnoir, dont la partie évasée aboutit à l'ouverture cutanée de la fistule, et dont l'autre extrêmité, progressivement rétrécie, tombe dans une poche purulente, plus ou moins considérable, qui précède l'orifice de communication avec l'intestin.

Le 1er juin. Nouvelle introduction de laminaria préparée.

Le 2. Le trajet est uniformément dilaté, dans sa profondeur comme à sa terminaison antérieure : son diamètre est d'environ 1 centimètre. On a trouvé du pus dans les selles, mais en moins grande quantité que le 28 mai ; car la laminaria, moins serrée par le trajet, avait permis au pus de passer entre les parois de ce dernier et le cylindre de laminaria, et d'arriver ainsi jusque dans les pièces du pansement.

Le 3. M. Collet, externe du service constate dans le pansement, au milieu du pus, la présence de matières fécales solides. Lavements simples pour débarrasser l'intestin. Drain dans la fistule.

Le 4. L'état général de la malade est satisfaisant, les fonctions digestives se font assez bien. Deux selles purulentes, coincidant avec une quantité moindre de pus dans le pansement.

Le 5, au matin, en retirant le drain, on trouve son extrêmité profonde couverte de matières fécales noirâtres. Les urines sont normales. L'alimentation de la malade est, depuis longtemps, ainsi composée: viande crue dans du bouillon, lait et nourriture habituelle des autres malades.

Le 6. En faisant le pansement, on ne retrouve plus le drain placé la veille dans la plaie. Il est enfoncé profondément, car toute exploration reste sans résultat. Lorsqu'on veut introduire une tige de laminaria, elle ressort brusquement toute entière. Il semble qu'elle est repoussée par une force élastique.

Le 7. On place dans la plaie une tige de laminaria qui n'est pas repoussée.

Le 9. Le pansement contient environ une cuillerée à soupe de matières fécales, ayant l'odeur caractéristique. Pas de selles; mais du pus seulement par l'anus. La plaie est douloureuse, et tout le ventre est un peu sensible; malgré cela, on continue la dilatation avec une tige de laminaria.

Le 10. La malade est abattue. Depuis deux heures du matin, elle a eu des vomissements aqueux, de saveur salée. Sueurs profuses.

M. Le Fort, juge qu'une intervention doit être tentée pour retirer le drain, en raison de la grande sensibilité des parties environnant la plaie, et de l'absence de selles. Pendant qu'on donne le chloroforme à la malade, cn voit sortir des gaz par la plaie. M. Le Fort introduit dans le trajet une forte sonde cannelée, dont il se sert comme conducteur, puis, à l'aide du thermo-cautère, il agrandit la plaie, de l'extérieur vers l'intérieur, dans une direction légèrement oblique en bas et en dedans. Alors l'indicateur, facilement introduit dans le trajet, arrive dans une poche considérable, à parois lisses, et dont il est impossible de sentir le fond. On recherche vainement le drain à l'aide d'une longue pince. Cette pince pénètre d'une longueur de 10 à 12 centimètres, et ne rencontre pas d'obstacle. Il est donc à supposer que l'orifice de communication entre la poche purulente et l'intestin est assez grand pour laisser facilement passer la pince qui, d'après cette explication, aurait pénétré dans le gros intestin.

L'exploration n'ayant pas fait découvrir le drain, on fait une injection d'eau alcoolisée, on place dans la plaie un drain de 1 centimètre de diamètre, et on continue le pansement ordinaire.

Le 11. Nuit mauvaise: douleurs vives dans la fosse iliaque gauche avec irradiations à droite. Pas de selles. Ecoulement peu abondant par le drain.

Dans la journée, après application sur le ventre d'un cataplasme laudanisé, il se produit par la plaie une véritable débâcle, suivie de la diminution des douleurs.

Les 12 et 13. Pas de selles. Douleurs en urinant; pas de pus dans les urines. Coliques violentes. Par le drain, un peu de pus est sorti, sans matières.

Le 14. Amélioration. Deux selles, contenant beaucoup de pus et peu de matières. Celles-ci sortent en grande abondance par la plaie.

Le 17. M. Le Fort recherche une seconde fois le drain, mais inutilement. Un lavement donné à la malade ressort immédiatement par la plaie : l'écoulement se fait en nappe, ce qui donne à penser que l'ouverture intestinale est grande. L'exploration de la plaie fait découvrir une seconde poche, au-dessus et en dehors de le première. Même pansement ; on ne remet pas de drain.

Le 19. L'écoulement de pus est abondant.

Le 20. Deux selles par jour, plus abondantes que précédemment et toujours purulentes. Les matières sortent en moins grande quantité par la plaie.

Le 21. Douleurs dans la fosse iliaque gauche ; sortie d'une grande quantité de pus par l'anus, et de matières fécales par la plaie. Il s'est formé, à l'orifice abdominal, une petite saillie de la grosseur d'une noisette, ayant l'aspect d'un bourgeon charnu. Est-ce l'intestin ?

Du 22 au 29. Pus en grande quantité dans les selles ; rétrécissement du trajet fistuleux. Le pansement doit être renouvelé 3 ou 4 fois par jour, par suite de l'abondance des matières fécales dans la plaie. Quelques douleurs dans l'hypochondre droit. Etat général satisfaisant. Appétit meilleur.

Le 29. Lavement quotidien, qui ressort immédiatement par la plaie, accompagné de matières fécales, et sans traces de pus. La saillie, constatée précédemment à l'orifice abdominal, a augmenté. Les bords de la plaie sont rouges et tuméfiés.

Le 3 juillet. Pus abondant par la plaie ; matières fécales moindres.

Le 16. Même état local. La malade engraisse.

Le 18. Recrudescence des douleurs abdominales : c'est l'époque des règles, qui restent absentes. Vomissements alimentaires. Sortie par la plaie de haricots verts presque intacts.

Le 24. Vomissements noirs : ni sang, ni matières stercorales.

Le 1er août. Douleurs abdominales vives ; pas de gonflement du ventre.

Le 3. Depuis le 1er août, sortie exclusive du pus par l'anus et des matières fécales par la plaie : quand on exerce une pression au dessous de l'orifice abdominal, le pus sort par la plaie. Il semble que ce dernier occupe exclusivement cette partie de la poche, la portion supérieure de celle-ci ayant été comblée par la saillie constatée le 21 juin, laquelle a augmenté, a pris la grosseur d'un petit œuf, augmente par la toux, se réduit sous l'influence de l'eau froide ou du contact de l'air, et est manifestement formée par l'intestin.

Le 8. Vomissements incoercibles après les repas.

Du 11 au 23. Pus exclusivement par l'anus, et matières fécales par la plaie, vomissements. Amaigrissement.

5 septembre. Fièvre le soir. La malade se plaint de temps en temps de dyspnée, d'angoisse précordiale. Respiration un peu rude aux deux sommets. Faiblesse croissante, la malade ne se lève plus.

Le 20. Quelques matières fécales par l'anus. Pus par les deux ouvertures de la fistule. Bains tous les deux ou trois jours.

4 octobre. Au moment où nous donnons notre travail à l'impression, la malade est dans l'état suivant :

Elle est pâle, profondément anémiée, amaigrie. Il existe de l'œdème des membres inférieurs surtout au niveau des malléoles, et un peu d'œdème des paupières; les urines ne contiennent pas d'albumine. La malade a un peu de fièvre le soir. Elle mange à peine, et a des vomissements alimentaires et glaireux fréquents; elle se plaint de dyspnée, sans aucune lésion pulmonaire ou cardiaque. Les selles sont en grande partie formées de pus; presque toutes les matières fécales sortent par l'orifice abdominal, accompagnées de pus. L'ouverture fistuleuse est obstruée par la hernie de l'intestin, qui a le volume d'un œuf; la fistule s'est transformée en un véritable anus anormal, compliqué de hernie intestinale.

Ons. II. (Résumée.) — Ch. Hallé, th. de Paris. 1863, p. 98.

R... (Marie), 21 ans, malade depuis vingt-sept mois : phlegmon périnéphrétique du côté droit, ouvert à la région lombaire au moyen d'une application de potasse caustique. L'abcès se ferme au bout de trois mois. Deuxième ouverture spontanée quelque temps après; troisième ouverture, drainage; la fistule laissait sortir : bouillon aux herbes, purgations, matières fécales. Nouvel abcès près du premier, trois mois après la dernière ouverture : second tube à drainage : pus et matières fécales. Exeat un mois après.

Obs. III. (Résumée.) — Gaz. hebd., 1861, p. 136 (De Langenhagen).

M... (Félix), 18 ans, pas de maladie antérieure : abcès périnéphrétique droit; selles purulentes un mois après le début; dix jours après, application de pâte de Vienne et ponction, matières fécaloïdes; cessation des selles purulentes. Mèches et injections iodées; guérison au bout d'un mois.

Obs. IV. (Résumée.) — Trousseau, Clin. méd., t. III, p. 763.

Pus dans les selles; matières intestinales jaunâtres, lors de l'incision de l'abcès.

Obs. V. (Résumée.) — Robinson, Lond. Med. Gaz., t. XVI, p. 797.

Enfant de 8 ans et demi. Contusion. Abcès lombaire. Issue de matières fécales et urineuses. Guérison.

II. — FISTULES PYO-STERCORALES CONSÉCUTIVES AUX PÉRITYPHLITES.

Obs. VI. (Inédite.) (Communiquée à M. le professeur Le Fort par M. le professeur Ollier, de Lyon).

Pérityphlite suppurée. Fistule stercorale au niveau de la fosse iliaque droite. Issue de noyaux de cerises. Drainage.

Pagnier (Claudine), 25 ans, domestique, entrée le 24 mars 1879, à l'Hôtel-Dieu, salle Saint-Pierre, n° 24, service de M. le professeur Ollier; sortie le 1er août.

Rien dans les antécédents. Menstruation normale.

A l'âge de 18 ans, cette malade qui jouissait d'une bonne santé et ne présentait aucun trouble digestif, fut prise tout à coup de vomissements alimentaires et bilieux, incoercibles d'abord, qui plus

tard devinrent intermittents, en se répétant d'une façon irrégulière deux ou trois fois par semaine; ils étaient accompagnés d'une
douleur sourde, peu intense dans la fosse iliaque droite. En même
temps la malade remarquait des alternatives de diarrhée et de constipation. Cet état, accompagné probablement de fièvre assez intense, dura dix-huit mois, affaiblit considérablement la malade,
et fut pris et traité par un médecin pour une fièvre typhoïde.

Au bout de ces dix-huit mois, au moment où les symptômes pa-
raissaient s'amender, elle fut prise de nouveau de vomissements
plus intenses avec douleurs vives, plus marquées à droite qu'à
gauche; ballonnement du ventre, céphalalgie et fièvre intense;
délire pendant deux jours. Deux mois après son état s'améliora,
l'appétit revint, mais les digestions restèrent lentes et pénibles. La
malade éprouvait toujours de la douleur dans la fosse iliaque droite.
Cessation de la fièvre, sueurs nocturnes.

En 1877, au mois de novembre, c'est-à-dire trois mois après, les
vomissements recommencèrent, les coliques devinrent plus marquées, ayant toujours à droite leur summum d'intensité. Pendant
tous ces accidents, il y avait eu des alternatives de diarrhée et de
constipation, la diarrhée ne durant que un ou deux jours. A ce
moment, le médecin trouva au niveau du cœcum une tuméfaction
notable, qui cependant n'avait pas encore attiré l'attention de la
malade. Il est important de noter que lorsque cette constatation
eut lieu, les vomissements et la diarrhée avaient cessé depuis plusieurs jours. On appliqua un premier vésicatoire, qui ne procura
pas de soulagement; la tumeur continua à croître, et devint plus
douloureuse. Un deuxième et un troisième vésicatoires n'eurent
pas plus de résultat. Les accidents allèrent en augmentant : fièvre
intense pendant quinze jours, ventre ballonné, douleurs dans tout
l'abdomen. Mais, la malade se sentant mieux, voulut se lever;
deux jours après, elle éprouva tout à coup une vive douleur dans
la fosse iliaque droite; des selles diarrhéiques survinrent et la tumeur disparut.

Un soulagement se produisit pendant huit jours; puis la tumeur
commença à se reproduire, avec douleur intense, continue, au niveau du cœcum, pendant un mois et demi. Au bout de ce temps,

elle disparut encore comme la première fois, un soulagement immédiat se produisit et dura plus longtemps.

Le 1ᵉʳ novembre 1878, la tumeur fit une troisième apparition, mais elle devint plus volumineuse que précédemment, et les douleurs se montrèrent plus intenses. Constipation opiniâtre, avec ballonnement du ventre; sueurs nocturnes; pas de toux. Le médecin qui l'avait vue au début de son affection institua le même traitement que précédemment, trois vésicatoires et en outre deux ponctions, avec un trocart de la grosseur d'une plume d'oie, lesquelles ne donnèrent issue à aucun liquide. La tumeur devint encore plus volumineuse et plus douloureuse. Les injections de morphine ne suffisaient plus à la calmer : le médecin conseilla à la malade d'entrer à l'Hôtel-Dieu.

A son entrée (24 mars 1879), la malade est très-pâle, très-amaigrie; léger œdème des paupières et des malléoles, que l'on ne peut attribuer qu'à la cachexie : les urines sont normales. Pas de toux, cependant on trouve des symptômes légers d'induration du sommet du poumon gauche en avant. La tumeur qui siége dans la fosse iliaque droite est assez mal délimitée : l'empâtement périphérique et l'induration empêchent de se rendre un compte exact de son volume, qu'on peut évaluer à peu près à celui de deux poings. Elle remplit exactement la fosse iliaque. Matité complète à son niveau, induration, pas de fluctuation; douleur vive augmentée par la pression; pas de rougeur de la peau, qui du reste n'est pas adhérente. Cataplasmes et pommade opiacée-belladonée. Quelques jours après, on applique sur le point culminant de la tumeur une traînée de pâte de Vienne : diminution de la douleur et résolution partielle de la tumeur qui se délimite mieux, et se localise un peu au-dessus du pli de l'aine.

15 mai. Etat stationnaire. Constipation combattue par des lavements; douleurs moins vives depuis l'application de la pâte de Vienne.

Le 18. Insomnie. Douleurs lancinantes dans la tumeur. On trouve à sa portion déclive un point fluctuant, immédiatement au-dessus de l'arcade crurale; incision à ce niveau, dans la direction des fibres du grand oblique. Issue d'une cuillerée de pus verdâtre, venant du tissu cellulaire sous-cutané. Pas de gaz, pas de matières fécales. Dans la soirée, l'écoulement purulent est mélangé avec des matières fécales, dont on augmente la sortie par la pression ; elles sont accompagnées de gaz fétides. Pas de diminution très appréciable de la tumeur profonde.

Le 20. L'écoulement des matières fécales, mélangées à du pus est continu et procure un soulagement à la malade.

Le 23. On agrandit l'orifice d'écoulement par une incision cruciale, faite sur la sonde cannelée et ne comprenant que la peau. On constate en même temps, au moyen du stylet, un trajet direct allant jusque dans le cœcum ou à son pourtour.

Le 25. Issue par l'orifice agrandi de deux noyaux de cerises, noir-verdâtres. (La malade croit se rappeler que les premiers symptômes de son affection se sont montrés au moment des cerises; mais elle n'est pas très affirmative sur ce point.)

Le 27. Issue d'un troisième noyau.

Le 30. Quatrième et cinquième noyaux; même coloration que le premier.

12 juin. Le trajet fistuleux donne toujours issue à un mélange de pus et de matières fécales, en plus grande quantité pendant la nuit. Diarrhée séreuse depuis plusieurs jours ; par intervalles pus dans les selles. Extrait thébaïque et sous-nitrate de bismuth.

Le 18. Ecoulement plus abondant, toujours le même.

Le 19. La diarrhée diminue, ainsi que l'écoulement par le trajet fistuleux. La malade dort et reprend un peu d'appétit.

Le 28. Constipation : purgatif huileux. Pus dans les selles.

Le 31. OEdème cachectique au niveau des malléoles et sur la face dorsale des pieds. Pas d'albumine dans les urines.

Le 5. La malade sort dans l'état suivant: plaie non oblitérée ; issue de matières fécales mélangées à du pus pendant la nuit, de pus pendant le jour, excepté quand la malade fait un effort pour tousser ou pour se lever. Pas de douleur à la palpation dans l'abdomen ; la tumeur a presque complètement disparu. Nuits bonnes, appétit revenu. L'auscultation révèle au sommet du poumon gauche, en avant et en arrière, de la submatité avec souffle et expiration prolongée ; pas de râles, pas de craquements, pas de crachats.

Le 14. La malade revient dans le service. Un nouvel examen fait avec le stylet révèle le trajet direct pénétrant dans la cavité abdominale, plus un décollement sous-aponévrotique, se dirigeant à 5 centimètres du côté du pli de l'aine ; il s'est produit depuis que la malade est sortie de l'hôpital.

Anesthésie, pendant laquelle un examen plus complet montre que le stylet peut traverser la fosse iliaque droite jusqu'à la paroi postérieure, immédiatement au-dessus de la crête iliaque, vers le bord antérieur du carré des lombes. Une incision cruciale est faite à ce niveau avec le cautère Paquelin, et un gros drain passé de cet orifice à l'orifice antérieur ; issue d'une grande quantité de pus mélangé à des matières fécales. On incise de la même manière le décollement antérieur, et l'on y passe un drain.

Le 15. Grand soulagement. La malade a passé une bonne nuit. Suppuration abondante. Chute de la température.

1er août. L'état général de la malade ne s'améliore pas ; cela tient évidemment à sa lésion pulmonaire qui progresse toujours. Ramollissement du sommet gauche : râles humides, caverneux ; toux et crachats purulents. Suppuration toujours abondante. On continue, depuis le drainage, des lavages deux fois par jour avec une injection très-légèrement phéniquée. La diarrhée persiste.

La malade demande son exeat.

N. B. — Quelque temps après l'entrée de la malade, à une époque qui n'a pas été notée dans l'observation, on a constaté la disparition brusque de la tumeur, suivie de plusieurs selles diarrhéiques, purulentes ; phénomène que la malade avait observé plusieurs fois. En quelques jours, cette diarrhée purulente cessa, et la tumeur se reproduisit.

Examen des noyaux recueillis dans la plaie.
(Note ajoutée à l'observation de M. Ollier.)

Coloration noir verdâtre très-intense de la couche extérieure du péricarpe, et seulement de cette couche. Un fragment traité par l'acide acétique se décolore promptement, en colorant le liquide en rose brun. Ce liquide acétique, ainsi coloré, traité par l'ammoniaque, donne un résidu légèrement teinté de rouille, sur une plaque de verre.

Ce même liquide, traité par le sel de Milon, même à basse température, donne une réduction rouge brique, caractéristique de la présence des matières azotées ; ce que ne présente pas un noyau ordinaire de cerise, traité par les mêmes réactifs.

En cassant un noyau, on constate que les enveloppes de la gaîne sont intactes.

L'embryon, au bout de quelques heures, exhale l'odeur désagréable des matières fécales ; les cellules embryonnaires et cotylédonaires ne semblent pas avoir subi d'altération sensible. Traitées par les réactifs suivants, elle donnent :

1° Par l'eau, des cellules plasmatiques avec matières grasses et nucleus ;

2° Par l'éther, disparition des matières grasses, condensation proto-plasmatiques ;

3° Par l'acide acétique, même phénomène, mais coloration rose du contenu ;

4° Par le chloro-iodure de zinc, coloration violette de la paroi des cellules, jaune-orangé du contenu ;

5° Par l'acide azotique, coloration jaune.

6° Par l'ammoniaque,   idem.

7° Par l'iode, pas de coloration bleue.

Le protoplasma ne s'éloigne donc pas de ses propriétés ordinaires.

Une coupe faite sur l'embryon et sa tige, traitée sous le microscope par l'azotate de plomb, montre que le seul faisceau vasculaire qu'on peut observer est coloré en noir intense. Cette coloration noire apparaît sur la paroi des cellules. Il y a donc eu imprégnation de la partie ligneuse du végétal par l'hydrogène sulfuré. A t-il été amené aux cellules par la voie des vaisseaux, comme leur coloration noirâtre pourrait le faire croire, ou bien se serait-il produit sur place par l'altération du contenu cellulaire ? C'est une question qu'on ne peut résoudre.

Obs. VII. (Inédite.) — Communiquée par M. le docteur M....

Périlyphlite suivie de perforation du cœcum, avec abcès ouvert à l'extérieur et dans l'intestin.

L'an dernier, au mois de juillet 1878, ma fille, âgée de 21 ans, mariée récemment, voyageait depuis quelque temps en Suisse, lorsque, vers le 15 août, elle fut prise, à la suite de marches longues et fatigantes de fièvre et de vomissements avec douleurs vives, ayant leur siège dans la fosse iliaque droite.

Durant le premier mois, nulle perception de tumeur dans la région malade, mais persistance des vomissements et des douleurs.

Cet ensemble de symptômes fit porter au Dr Strassher, alors médecin à Interlaëken, le diagnostic suivant : péritonite circonscrite.

Ce premier mois écoulé, et grâce à un peu de rémission survenue dans les accidents, ma fille me revint ; mais huit jours après, les mêmes symptômes se montrèrent de nouveau, et en même temps, on put constater dans la fosse iliaque un empâtement circonscrit, sans fluctuation aucune, siégeant au niveau de l'épine iliaque antérieure et supérieure. Cet empâtement devenant de plus en plus accusé, mes confrères diagnostiquèrent une pérityphlite, avec abcès probable. Cet état dura environ trois semaines, puis le 15 octobre, c'est-à-dire deux mois après l'apparition des premiers symptômes, il se fit sur la ligne blanche, à trois travers de doigt au-dessous de l'ombilic, une ouverture qui donna issue à un liquide brunâtre, sanieux, mélangé de pus mal lié. Dès ce moment la fièvre disparut presque complètement, les vomissements cessèrent, et notre malade qui était arrivée au dernier degré du marasme se trouva très-soulagée et recouvra l'appétit.

Le 1er novembre, quinze jours après cette première ouverture, eut lieu la perforation intestinale qui, à ce moment, nous fut révélée par la présence dans les selles d'un pus plus abondant et plus louable que celui primitivement écoulé par l'ouverture abdominale, car, à dater de cette époque, il n'était jamais sorti par cette dernière qu'un liquide brunâtre, auquel se trouvaient mêlés de nombreux détritus de tissu cellulaire sphacélé.

C'est alors que vint à notre aide mon excellent ami, le professeur Le Fort, dont les lumières et les bons avis nous rassurèrent : « Tout ira bien, nous dit-il, l'engraissement fera le reste, » et c'est en effet ce qui tend à arriver.

L'ouverture extérieure existant, la perforation cœcale ne pouvant être contestée, qu'advint-il ?

Des matières stercorales passèrent alors par l'orifice abdominal, bien que la sortie des fèces continuât à se faire par l'anus.

Cet état persista jusqu'au mois de mai 1879, puis l'orifice intestinal et le trajet fistuleux se rétrécissant sans doute, les matières stercorales cessèrent de passer par le trajet, et furent remplacées par du liquide intestinal, dont l'acidité entama la peau de la paroi abdominale, et occasionna à la pauvre malade des cuissons intolérables et d'atroces douleurs.

L'écoulement dura jusque vers le milieu d'août et disparut alors pour être remplacé à l'heure actuelle par un très-léger écoulement de pus, qui doit provenir soit du foyer primitif, soit même de la fistule, dont le trajet induré se dirige obliquement de l'épine iliaque antérieure et supérieure, à trois travers de doigt au-dessous de l'ombilic, et devient parfois douloureuse.

Quant aux selles, elles sont, comme je le relatais plus haut, toujours irrégulières, mais accompagnées tous les dix ou douze jours de une à deux cuillérées à café de pus.

De cette observation il résulterait :

1° Que l'abcès siégeait dans le tissu cellulo-graisseux de la région cœcale.

2° Que tout d'abord, il s'est ouvert dans cette région, sans intéresser cet intestin, mais en déterminant, entre les divers plans musculaires de la paroi abdominale, des fusées dont les principales contournent, en dehors du péritoine, le cœcum par son côté externe, et, longeant le bord supérieur de l'os des îles, a donné lieu à un trajet fistuleux qui est venu s'ouvrir au niveau de la ligne blanche, après avoir passé en avant du faisceau droit du muscle droit antérieur.

3° Que ce n'est que quinze jours après cette ouverture extérieure que s'est produite la perforation du cœcum, puisqu'à cette date seulement a été constatée la présence du pus dans les selles.

4° Qu'enfin cette perforation doit s'être produite dans la portion du cœcum non revêtue de péritoine, c'est-à-dire à sa partie postérieure, car en tout autre endroit, la perforation eût été suivie d'une péritonite rapidement mortelle.

Obs. VIII. (Résumée.) (1) — Il Morgagni Giornale (1875), p. 276.
(G. Tranfaglia.)

D. A. G..., habituellement constipée ; catarrhe intestinal chronique ; abcès de la fosse iliaque droite, suite de pérityphlite suppurée ; matières fécales avec fragments durs, entérolithes et ascarides. Guérison.

Obs. IX. (Résumée.) — Id., p. 278.

Jeune homme ayant avalé un étui en argent. Au bout de quelques jours, douleurs dans la fosse iliaque droite, selles sanguinonolentes, abcès ; son ouverture donne issue à pus, matières fécales, objet avalé. Guérison rapide.

Obs. X. (Résumée.) — Id., p. 278.

Femme A. L. P..., cause inconnue, abcès autour du cœcum, constipation. Ouverture primitive dans l'intestin ; ouverture à l'abdomen jugée nécessaire, fistule stercorale. Guérison parfaite et prompte.

Obs. XI. — Roberts Bartholow, American Journal of the Medical science, p. 351, 1866.

Quand ce jeune homme se présenta au Dr Fries, la paroi abdominale antérieure paraissait prise dans sa totalité. De nombreux orifices conduisaient jusque dans les régions iliaques des deux côtés, sur le dos de la verge et dans les bourses. Les matières qui sortaient avaient l'odeur de matières fécales et une fétidité extrême. Les orifices étaient largement dilatés. On vit sortir consécutivement trois grains de raisin de la fistule située au niveau de l'aine droite. Le malade guérit complètement.

(1) Nous devons la traduction de cette observation et celle des observations VII, VIII et LIII, à l'obligeance de notre excellent ami Astier, externe des hôpitaux.

Obs. XII. — Id., p. 354.

Femme. Gonflement dans la fosse iliaque droite ; abcès, fistule, fève de Lima. Guérison.

Obs. XIII. — Id., p. 356.

C'est une femme. Mêmes symptômes que dans les cas précédents ; un gonflement dans la région iliaque droite, depuis la crête de l'os iliaque jusqu'à la région lombaire. Finalement écoulement de matières à l'apophyse épineuse postérieure et supérieure ; sortie de matières fécales pendant neuf mois ; au bout de ce temps l'orifice se ferma et la guérison fut complète.

Obs. XIV. — Id. p. 357.

Une jeune fille fut reçue à Meath Hospital pour une tumeur de la région iliaque droite, quatorze jours après le début de la maladie. La tumeur suppura ; il survint un écoulement abondant de matière purulente par l'intestin ; il était donc indiqué d'ouvrir immédiatement l'abcès ; aussitôt après il se forma une autre tumeur à la partie supérieure de la cuisse et séparée de la première par un sillon profond correspondant au ligament de Poupart. Elle fut aussi ouverte et il se fit un écoulement de pus d'abord, puis de matières fécales. La malade mourut. (Pas d'autopsie.)

Obs. XV. (Résumée). — The British Med. Journ., 1870, t. I, p. 130
(A. Campbell.)

M. M.... femme, 51 ans ; début par état typhoïde et douleurs au niveau du cœcum ; ouverture spontanée d'un abcès à l'aine droite ; trois semaines après écoulement de matières fécales ; cicatrisation au bout de peu de temps ; plusieurs récidives. Guérison définitive.

Obs. XVI. (Résumée). — Thompson, The Lancet, 1873, vol. I, p. 736.

T. H..., âgé de 20 ans ; douleurs, gonflement dans la région du rein droit ; ponction à la région lombaire ; pus, matières fécales, légumes, grains de raisin. Guérison au bout de neuf semaines.

Obs. XVII. (Résumée). — Sédillot, Ann. de la chir. franç. et étrang., 1841, t. II, p. 305.

M. L..., officier de chasseurs, 34 ans, constitution profondément altérée par maladies et excès antérieurs. Depuis trois ans au moins trajets fistuleux à l'aine et dans le flanc droit ; quatre orifices fistuleux dans la fosse iliaque, décollements, suppuration abondante, matières stercorales de temps à autre, gaz, urine. Dilatations avec éponge préparée ; une sonde à demeure ne peut être supportée ; péritonite partielle du côté opposé aux fistules. Mort. — Autopsie : plusieurs ulcérations du cœcum, décollement de la muqueuse, induration du tissu cellulaire pelvien et abcès interstitiels ; perforation du bas-fond de la vessie ; péritonite aiguë récente à gauche ; muscles psoas et iliaque ramollis, infiltrés de pus.

Obs. XVIII. — The Lancet, 1840, p. 565 (Southam).

Thomas Ryley, 22 ans ; coup violent douze mois avant son entrée à l'hôpital ; douleurs pendant six mois, puis tumeur au-dessus du ligament de Poupart. Ouverture spontanée à l'ombilic treize mois après la contusion, matières fécales, diarrhée. Mort au bout de 2 mois. — Autopsie : cavité formée par appendice vermiforme reporté en haut, adhérent à la paroi abdominale ; court trajet fistuleux ; écaille de noix dans l'appendice.

Obs. XIX. (Résumée). — F. Merling, l'Expérience, 1838, t. I, p. 342.

Jeune homme scrofuleux, affecté de carie vertébrale ; abcès de la fosse iliaque droite, ouverture spontanée, pus, matières fécales, pépins de melon. Guérison au bout de quelques semaines. Quelques mois après, mort de carie vertébrale ; lésions anciennes de l'appendice.

Obs. XX. (Résumée). — John Burne, Gaz. méd., Paris, 1838, t. VI, p. 401.

M. A. Hodges, âgée de 19 ans, bonne constitution : douleurs dans l'aine droite : sangsues, vésicatoires. Vomissements bilieux, fièvre vive : sangsues de nouveau, calomel, opium, huile de ricin ; nouvelle application de sangsues le lendemain, saignée, purgatifs, puis deux nouvelles saignées ; malade exsangue. Incision à la région lombaire. Pus et matières fécaloïdes. Mort. — Autopsie : gangrène de l'appendice béant dans l'abcès ; gangrène du psoas iliaque.

Obs. XXI. (Résumée). — Id., p. 403.

A. Box, âgée de 14 ans, bonne santé antérieure : coup de poing dans l'aine droite ; cinq mois après, douleur, constipation, vomissements ; saignée, sangsues, vésicatoires. Tumeur : nouvelles applications de sangsues ; vomissements, frissons, diarrhée. Six mois après, incision ; matière sanguinolente, épaisse, fétide, stercorale, gaz. Deux contre-ouvertures : détritus gangréneux. Guérison prompte.

Obs. XXII. (Résumée). (1) — Puchelt : Heidelberg Klinisch Annalen, 1832, t. VIII, p. 533.

S..., âgé de 22 ans, mauvaise constitution. A la suite d'un bain froid, fièvre, diarrhée, douleur dans la région du cœcum : sangsues, bain tiède ; constipation, symptômes de péritonite ; calomel, lavements huileux ; sang, puis pus dans les selles ; cataplasmes, vésicatoires, cautère ; matières fécales, grains de raisin dans le pansement. Mort au bout d'un an. — Autopsie : péritoine sain, cavité purulente, appendice iléo-cœcal détruit ; carie de l'os iliaque ; ramollissement du psoas iliaque.

____

(1) Traduite par M. Perrachon, externe des hôpitaux.

Obs. XXIII. (Résumée). — Dupuytren, Leç. or. de clin. chir., t. III,
p. 343, 1833.

Homme, 28 ans; vomissements pendant six jours, tumeur
phlegmoneuse dans la région du cœcum. Au bout de quinze jours,
pus par l'anus. Incision, pas de pus, cicatrisation de la plaie. Au
bout de six mois, abcès, ouverture spontanée, pus, matières fécales. Guérison au bout de huit mois.

III. Fistules pyo-stercorales consécutives aux abcès de la fosse iliaque droite.

Obs. XXIV. — (Personnelle).

*Abcès de la fosse iliaque droite. — Fistule pyo-stercorale. — Fistules
secondaires. — Guérison.*

La nommée Girodias (Claudine), âgée de 48 ans, couturière,
entre le 23 décembre 1878 à l'hôpital Beaujon, salle Sainte-Clotilde, n° 39, service de M. Léon Le Fort.

Elle a toujours joui d'une bonne santé et ne présente dans ses
antécédents aucune maladie grave. Elle est accouchée deux fois;
les accouchements ont été normaux, les suites de couches heureuses; les deux enfants sont morts dans leur jeune âge.

La malade a 'une leucorrhée habituelle, depuis une suppression
menstruelle qui s'est produite il y a trois ans et qui a duré six ou
huit mois. Pas de hernie, pas de chute, pas de coup.

Le début de l'affection pour laquelle elle entre à l'hôpital remonte à trois mois environ. Comme cause de sa maladie actuelle,
nous ne trouvons d'autre fait que des fatigues répétées par marche
excessive et par station verticale prolongée. Elle était un peu pâle
alors, nous dit-elle, avait de la gastralgie, des pertes blanches et
était très-irrégulièrement menstruée. Pas de constipation exces-

sive. Le soir, quand la malade ôtait ses chaussures, elle éprouvait de la douleur dans la région inguinale, et était obligée de soulever sa jambe à l'aide de ses mains. Il semble donc que la fosse iliaque était prise dès ce moment, bien qu'il ne se produisît pas de rétraction de la cuisse sur le bassin, ni de la jambe sur la cuisse. Toujours est-il que la malade dut se reposer pendant quelques jours et, sous l'influence du repos, des bains et des cataplasmes, les accidents disparurent et elle put reprendre son travail.

Mais bientôt les mêmes phénomènes se montrèrent de nouveau; on les regarda comme des accidents rhumatismaux. Finalement les douleurs dans la cuisse, dans la jambe et dans l'aine s'accentuèrent au point que les mouvements, que la toux, le rire devinrent impossibles, et la malade dut s'aliter il y a environ deux mois. Depuis ce temps les douleurs se sont localisées dans la fosse iliaque droite. La malade a eu des coliques, sans ballonnement du ventre, de la constipation d'abord, puis une diarrhée qui a duré une huitaine de jours. Les matières rendues étaient liquides, abondantes, mêlées de sang et de pus. Un abcès s'était donc ouvert dans l'intestin; c'était aussi le diagnostic du médecin de la ville. D'ailleurs, cette évacuation du pus par l'intestin fut immédiatement suivie d'une diminution dans les douleurs du ventre, dans celles de la cuisse et de la jambe; les mouvements furent plus faciles, mais cette amélioration dans les symptômes ne persista pas.

Les douleurs de l'aine reparurent; une tumeur s'y forma, la peau rougit, et M. Cornil, il y a quinze jours, donna issue à une notable quantité de pus. Les matières étaient d'un gris brun, dit la malade, et d'une fétidité extrême.

Quand la malade entre dans le service le 23 décembre, il s'écoule toujours par la plaie du pus ayant la même couleur, la même fétidité dues à son mélange avec des matières fécales.

M. Le Fort sonde la plaie qui se trouve à la partie externe du triangle de Scarpa, à 8 centimètres environ au-dessous de l'épine iliaque antérieure et supérieure. L'introduction du stylet dénote un décollement étendu, qui occupe transversalement la région de l'aine; mais on n'arrive que dans des cloaques fermés en culs-de-sac. On n'y trouve pas d'orifice qui permette de pénétrer dans la fosse iliaque. Toute la région est le siège d'un empâtement considérable. Le toucher vaginal n'a rien révélé. La santé générale est satisfaisante. La fièvre est peu vive; le soir, il y a une légère élévation de la température; la malade a des sueurs nocturnes; l'appétit est faible.

Le 26. La malade se plaint d'une douleur vive à 3 centimètres environ au-dessus et en dehors de l'ouverture faite à la cuisse. A ce niveau on sent un point induré sans partie ramollie.

Le 28. Deux orifices fistuleux se sont formés à égale distance de la première plaie et de l'épine iliaque, au-dessus de l'arcade de Fallope; ils donnent passage à un pus en tout semblable à celui qui s'écoulait à l'entrée de la malade et mélangé de matières fécales. L'exploration avec le stylet n'indique pas de communication directe entre ces deux plaies qui doivent cependant avoir la même origine. La malade garde sa cuisse légèrement fléchie sur le bassin et dans la rotation en dedans.

3 janvier 1879. La suppuration est toujours abondante et de même nature que les jours précédents. Une injection poussée par l'un des trajets fistuleux revient par les deux autres. L'empâtement a diminué. Ni constipation, ni diarrhée. On constate de temps à autre des traînées purulentes sur les matières fécales. Accès de fièvre le soir, sueurs pendant la nuit. Peu d'appétit; amaigrissement notable, mais cependant l'état général n'est pas inquiétant.

Le 10. Pas de changement appréciable, M. Le Fort introduit deux drains dans deux des trajets fistuleux; on y pousse des injections avec de l'eau contenant de la teinture d'iode. L'injection faite par l'un des deux drains ressort par l'orifice fistuleux qui ne contient pas de drain. Même état général.

Le 20. La malade a moins de fièvre depuis quelques jours. La suppuration toujours abondante, et toujours la même, semble cependant avoir un peu diminué. Le liquide de l'injection poussé dans le trajet fistuleux primitif ne revient plus par les autres, qui néanmoins continuent à donner du pus.

Le 25. Les trajets fistuleux persistent, mais isolés. Suppuration un peu moindre. Etat général plus satisfaisant; appétit meilleur.

1er février. Un nouveau trajet fistuleux s'est formé au niveau du pli de l'aine; il vient s'ouvrir un peu en dedans de la fistule primitive; il se dirige à peu près horizontalement de dehors en dedans, en suivant la face profonde de l'arcade de Fallope. C'est le quatrième trajet fistuleux. Comme les précédents, il donne issue à du pus ; mais la suppuration n'a ni la coloration ni l'odeur qu'elle avait présentées au début de la maladie. On enlève les drains.

Le 7. Le trajet fistuleux formé dernier s'est spontanément oblitéré. La suppuration venant des autres trajets a considérablement diminué. La malade va beaucoup mieux ; la fièvre est tombée, et l'appétit est revenu.

Le 16. Toute suppuration a cessé ; les trois premières fistules se sont fermées peu à peu. Mais en même temps que se produisait cette oblitération apparaissait une diarrhée qui augmentait chaque jour, à mesure que la suppuration devenait de moins en moins abondante, et qui ne pouvait être attribuée qu'au passage dans l'intestin du pus, détourné de sa voie par l'oblitération des trajets fistuleux. Aujourd'hui la diarrhée est incoercible et résiste aux préparations de bismuth et de diascordium.

Il reste de l'induration, non seulement à l'orifice externe des trajets, mais encore profondément, au-dessous de la paroi abdominale antérieure, dans la région de la fosse iliaque droite.

On essaie d'étendre le membre inférieur, qui depuis les premiers jours de janvier était resté dans la flexion et dans la rotation en dedans. Mais cette tentative est douloureuse pour la malade, et la cuisse reste fléchie, tout en conservant ses mouvements.

Le 25. Les trajets fistuleux sont complètement cicatrisés. Le membre inférieur est revenu dans l'extension à peu près normale. La diarrhée persiste. L'état général reste satisfaisant.

1er mars. Amélioration notable. La diarrhée continue, mais les selles sont moins fréquentes.

Le 8. La malade se lève un peu.

Le 15. La diarrhée a cessé. La malade continue à se lever chaque jour plusieurs heures ; mais la marche provoque encore des douleurs dans la fosse iliaque et dans le membre inférieur droit. Il reste un peu d'empâtement profond. La malade est très amaigrie; elle est faible ; mais l'appétit est meilleur et l'état général est bon.

3 avril. Les forces reviennent peu à peu ; la malade commence à sortir ; elle ne se plaint que d'une faiblesse dans la jambe droite.

Le 27. L'amélioration continue. C'est à peine si la malade boîte de la jambe du côté droit. L'empâtement de la région iliaque a complètement disparu ; il n'y a plus d'apparentes que deux cicatrices transversales, formées par la réunion, deux à deux, de quatre orifices fistuleux.

Mai. La malade est guérie entièrement. Il ne lui reste qu'un peu de faiblesse générale. Elle se lève toute la journée, et est en état de quitter l'hôpital et de reprendre ses occcupations.

8 juillet. Exeat. Depuis le début de la convalescence, qui remonte au mois d'avril, aucun accident ne s'est manifesté. La guérison des fistules est complète; les fonctions intestinales s'accomplissent régulièrement ét normalement. Mais l'état général affaibli de la malade fait craindre qu'elle recouvre jamais sa santé antérieure, bien que, toutefois, on n'ait constaté aucune lésion viscérale qui autorise à porter un pronostic fâcheux.

Obs. XXV. — (Personnelle).

Observation XXV (personnelle). — *Phlegmon de la fosse iliaque droite à marche aiguë. — Ouverture. — Drainage. — Perforation intestinale. — Issue des matières fécales. — Erysipèle. — Mort.*

Le nommé R... (Alexandre), âgé de 25 ans, ingénieur civil entre le 25 mars 1879 à l'hôpital Beaujon, salle St-Denis, n° 55, service de M. L. Le Fort (suppléé par M. Marchand).

C'est un jeune homme vigoureux,· jouissant habituellement d'une bonne santé et qui ne présente dans ses antécédents qu'une fièvre typhoïde à l'âge de 7 ou 8 ans.

Depuis trois mois il souffre d'une bronchite qu'il a négligée et qui, dit-il, l'a beaucoup fatigué, bien qu'il conserve encore un embonpoint notable. C'est dans ces conditions qu'il y a trois semaines il fit une longue marche, depuis le quartier Latin jusqu'au champ de courses d'Auteuil, où il resta debout sur un sol humide pendant plusieurs heures ; il en revint à pied, se mit à boîter dès le soir même en regagnant son domicile, et en même temps la bronchite devenait plus intense ; il toussait beaucoup, était pris de courbature dans les membres et avait des sueurs nocturnes.

Pendant les huit jours qui suivirent cette fatigue, le malade fut obligé de rester presque continuellement couché : au bout de ce temps il se leva, sortit, fit en boîtant une promenade au jardin du Luxembourg et une visite prolongée au Musée ; il rentra très fatigué, pouvant à peine marcher. Depuis ce moment, c'est-à-dire depuis quinze jours, il ne s'est levé que pour faire, en voiture, une promenade au bois de Boulogne, le lendemain de sa promenade au Luxembourg. Alors le malade a ressenti plus vivement des douleurs dans la fosse iliaque droite, dans la cuisse du même côté ; du gonflement s'est montré, des frissons sont survenus, suivis de fièvre, de quelques nausées, sans vomissements, la cuisse s'est rétractée sur le bassin, et alors le malade s'est décidé à entrer l'hôpital.

25 mars. Ce qui nous frappe d'abord, c'est une expression de fatigue profonde, un facies typhoïde, un abattement extrême que ne peut masquer l'embonpoint conservé. Le malade est dans le décubitus dorsal, légèrement incliné sur le côté droit ; la cuisse droite fait un angle aigu avec le tronc ; la jambe droite est fortement fléchie sur la cuisse ; le membre tout entier est dans la rotation en dedans, et dans une adduction telle que le genou du côté malade repose sur le membre du côté sain.

Quand on veut placer la cuisse dans l'extension, le moindre mouvement arrache des cris au malade, qui se plaint d'une douleur extrêmement vive dans l'aine et dans la région de la fosse iliaque droite ; d'ailleurs il existe dans ces deux régions une douleur spontanée continue, sourde, sans élancements.

La fosse iliaque droite est tendue, saillante, surtout quand on l'examine obliquement ; toutes les veines de la moitié droite de la paroi abdominale sont dilatées et forment des arborisations bleuâtres qui s'étendent jusque vers la région thoracique. La palpation est possible, mais développe une douleur vive ; en déprimant avec les doigts, d'une manière lente et progressive, la paroi abdominale, on arrive sur un plan résistant occupant toute l'étendue de la fosse iliaque et ne laissant percevoir, en aucun point, la sensation de fluctuation.

En outre, la cuisse droite est considérablement tuméfiée, chaude, douloureuse ; le pli de l'aine est un peu effacé. La tuméfaction va en diminuant à mesure qu'on descend vers le genou, la cuisse semble en quelque sorte s'effiler ; elle est également parcourue par de nombreuses arborisations bleuâtres. L'articulation coxo-fémorale paraît absolument indemne. Il n'existe ni douleurs irradiées, ni œdème dans la jambe droite.

Constipation opiniâtre, difficilement combattue par les lavements. — Insomnie persistante (injections sous-cutanées de morphine). —Inappétence. — Langue blanche.

Rien au cœur. — Le malade tousse beaucoup et a peu d'expectoration, bien que la poitrine soit remplie de râles humides. T. 39,2. P. 104.

En présence de ces symptômes, nous diagnostiquons un phlegmon de la fosse iliaque droite, assez considérable pour comprimer les vaisseaux iliaques et donner lieu aux troubles de la circulation veineuse, signalés plus haut.

Tr. : Cataplasme laudanisé, recouvrant la fosse iliaque droite et la cuisse ; injection sous-cutanée de morphine ; lavement huileux.

Le 26. Matin, T. 37,5. P. 100 ; soir, T. 39,4. P. 108.

Les symptômes sont les mêmes que la veille au soir. En outre, le malade n'a pas uriné ; le cathétérisme donne une urine un peu foncée, sans albumine. M. Marchand confirme le diagnostic de phlegmon de la fosse iliaque ; il ne peut arriver, par un examen minutieux et prolongé, à percevoir la sensation de fluctuation ; on a toujours sous le doigt l'impression d'un plan résistant. — Même traitement.

Le 27. Matin, T. 38°. P. 104 , soir, T. 39,2. P. 124.

M. Tillaux, appelé en consultation par M. Marchand, fait le même diagnostic de phlegmon de la fosse iliaque, et ne perçoit pas de fluctuation, manifestant toutefois une certaine réserve sur ce point, qu'il désirerait éclaircir par un examen plus complet, après l'administration de chloroforme. Le cathétérisme est nécessaire, matin et soir.

Le 28. Matin, T. 37,4. P. 108 ; soir, T. 40°. P. 140 (après le frisson).

Le malade a uriné sans le secours de la sonde. Mêmes symptômes locaux. Pas de fluctuation perceptible. Constipation opiniâtre.

Le 28, au soir, nous assistons à un frisson violent d'une demi-heure, le lit est soulevé ; le malade claque des dents et rend les aliments qu'il a pris il y a une heure. Sulf. de quin. 0,30 centigrammes.

Le 29. Matin, T. 38°. P. 120; soir, T. 39,6. P. 128.

Pas de fluctuation nette. Même gonflement de la fosse iliaque droite et de la cuissse ; le membre reste toujours dans la flexion et l'adduction. — Sulf. quin. 0,30. Cataplasmes. Injections de morphine.

Le 30. Matin, T. 37,5. P. 112 ; soir, T. 38,5. P. 120.

Pas de changement appréciab'e. La fluctuation cherchée avec soin par M. Marchand ne lui est pas démontrée.

Le 31. Matin, T. 37,4. P. 112; soir, T. 39,8. P. 140.

Ponction exploratrice dans la fosse iliaque droite, avec l'appareil Dieulafoy, et un trocart fin. Pas de résultat, pas de pus.

1er avril. Matin, T. 36,8. P. 128; soir, P. 38,6. P. 134.

L'état général devient de moins en moins satisfaisant. Pas d'appétit. Même état local.

Le 2. Matin, T. 37,5. P. 128; soir, T. 39,2. P. 128.

Le 3. Matin, T. 38,7. P. 120; soir, T. 39°. P. 136.

En examinant le trajet inguinal, M. Marchand perçoit au niveau de son orifice extérieur une sensation bien nette de fluctuation ; et en pressant brusquement en ce point, on produit un gargouillement très-prononcé. et l'on entend même distinctement le bruit formé par le mélange du liquide et *des gaz.*

M. Marchand pratique une incision transversale parallèle à l'arcade de Fallope, et à un travers de doigt au-dessus d'elle, au niveau de sa partie moyenne. On voit immédiatement s'échapper une quantité considérable de pus, d'abord phlegmoneux, puis mêlé à un liquide brun foncé, ne possédant pas l'odeur stercorale, mais contenant des gaz. Le doigt, introduit par cette incision, indique que le pus a fusé vers la partie antéro-supérieure de la cuisse, dans le triangle de Scarpa, au-devant de la gaîne des vaisseaux fémoraux. Immédiatement une contre-ouverture est faite à la cuisse, longitudinalement et à trois travers de doigt au-dessous de l'arcade crurale. Une nouvelle quantité de pus s'échappe, en tout pareil au premier.

Les deux incisions sont réunies par un drain volumineux. La—

vages et pansements bi-quotidiens avec une solution phéniquée au centième.

Le 4. Matin, T. 37,8. P. 120; soir, T. 38,5. P. 124.

La suppuration est toujours abondante : ce n'est pas un pus phlegmoneux, mais un liquide roussâtre, contenant en outre des grumeaux jaunâtres, semblables à des fragments de *jaune d'œuf cuit*. Le pus n'a pas l'odeur stercorale. L'état général n'est pas meilleur. Le malade a eu une garderobe dans la journée.

Le 5. Matin, 37,2. P. 112; soir, T. 40,2. P. 140.

Pas de changement notable. Mêmes caractères des matières rendues par les incisions; elles ont nettement l'apparence stercorale, mais n'ont pas l'odeur caractéristique. — Une garderobe dans la journée. L'état général reste mauvais. — Même pansement phéniqué.

Le 6. Matin, T. 38,8. P. 124; soir, T. 39,2. P. 124.

On constate, autour de l'incision faite sur la cuisse. une petite plaque d'érysipèle, qui explique l'élévation de la température et du pouls, la veille au soir. — Les matières qui sortent par les plaies sont d'un brun foncé; elles n'ont pas l'odeur stercorale, non plus que l'odeur gangréneuse; elles ressemblent entièrement à des matières fécales, n'ayant pas encore acquis leur consistance physiologique. Mon excellent ami et collègue, M. Raymondaud, auquel, pendant mon absence, le soin de ce malade est confié depuis deux jours, est intimement convaincu que ces matières, malgré l'absence d'odeur stercorale, sont des matières intestinales; car elles n'ont non plus l'odeur de tissus sphacélés.

L'état général est mauvais, l'alimentation presque nulle. Depuis trois jours, le malade vomit tout ce qu'il prend, aussitôt après ingestion. — Selle *diarrhéique* dans la journée.

Le 7. Matin, T. 38,8. P. 126; soir, T. 39,4. P. 124.

Nuit mauvaise. — Sueurs profuses. — Face grippée et pommettes rouges. — Vomissements.

La plaque d'érysipèle a disparu.

Les matières trouvées dans le pansement contiennent nettement des parties stercorales, avec absence d'odeur.

Le malade n'a pas passé un jour, depuis l'opération, sans avoir eu une garderobe.

Même pansement.

Le 8. Matin, T. 39,2. P. 140; soir, T. 40,6. P. 144.

Nuit agitée : subdelirium. — Pouls très-petit et très-fréquent. — Vomissements pendant la journée. — Incohérence dans les idées, le 8 au soir.

Les matières ont de plus en plus l'aspect stercoral, sans l'odeur. Quand, d'ailleurs, le malade fait un effort pour tousser ou se soulever, des gaz sortent en abondance en même temps que le liquide.

Plusieurs selles diarrhéiques.

Le 9. Matin, T. 39,4. P. 144 ; soir, T. 39,9. P. 144.

Délire pendant toute la nuit. — Le matin, le malade reconnaît à peine ceux qui l'entourent. Sueurs profuses, face terreuse, envies fréquentes de vomir. Pouls petit, très fréquent. — Même suppuration, mêmes matières. Diarrhée.

Le 10. Matin, T. 38,1. P. 144.

Délire continuel. — Vomissements incoercibles. — Le malade meurt à midi.

Opposition à l'autopsie.

Obs. — XXVI. (Résumée). — Culan, th. Paris, 1878, p. 7.

M. X.... 42 ans, bonne santé habituelle : pendant son sommeil, fut pris d'une douleur vive dans la fosse iliaque droite : ventre tendu, ballonné, douloureux, fièvre; au bout de trois jours, tumeur énorme et fluctuante presque sur le pubis. Vomissements, constipation. Ponction avec l'appareil Dieulafoy. Puis drain. Liquide sanieux, purulent, fétide, pépin d'orange, détritus alimentaires, gouttelettes de graisse. Guérison au bout de trois mois.

Obs. XXVII. (Résumée). — Id. p. 9.

Homme robuste : douleurs, coliques, état grave, ballonnement du ventre, vomissements. Au bout de quinze jours, abcès dans la fosse iliaque droite ; ouverture artificielle : fistule stercorale, fragment d'os, guérison lente.

Obs. XXVIII. (Résumée). — Peter, Soc. de méd., 1874.

Jeune homme, abcès de l'aine droite, fistule à bords calleux, pus fétide avec matières fécales : extraction d'une épingle ayant perforé le cœcum. Péritonite et mort.

Obs. XXIX. (Résumée). — Poisson, th. Paris, 1877, p. 39.

Wetzells, Joseph, 66 ans, bonne santé habituelle : tumeur dans l'aine droite et symptômes faisant croire à un étranglement. Fièvre vive ; la tumeur augmente : difficultés de diagnostic. Ouverture de l'abcès quinze jours après le début des accidents : pus rougeâtre, fétide, gaz. Drain. Diarrhée. Matières fécales dans la plaie cinq jours après l'incision. Etat général grave pendant dix jours. Amélioration : la fistule devient simplement purulente. Guérison.

Obs. XXX. (Résumée). — Culan, loc. cit. p. 18 et Gaz. méd., 1862.

G. Émile, constipation pendant 8 mois ; puis frissons, coliques, tumeur dans la fosse iliaque droite : calme après purgatifs ; deux mois après, abcès, incision, fistule stercorale, pendant six jours. Amélioration rapide, guérison.

Obs. XXXI. (Résumée). — Paulet : Soc. de chir., 1874, p. 207.

Homme, 32 ans, abcès de la fosse iliaque, fistule stercorale très étroite, pus, bile. Marasme et fièvre hectique. Opération (V. le chap. Traitement). Guérison.

Obs. XXXII. (Résumée). — Chandelux, Lyon méd., 1873, t. XII, p. 511.

H. 55 ans, peintre. Faux pas et effort pour se retenir. Douleur dans la fosse iliaque droite : forcé de garder le lit pendant trois mois ; puis peut travailler pendant un mois ; pendant six semaines, forcé de nouveau de garder le lit ; reprend son travail pendant dix mois. — Alors, gonflement de la cuisse droite, constipation, mais

persistance des selles; adynamie profonde, haleine d'odeur fécaloïde : abcès occupant l'aine et la partie supérieure de la cuisse,
crépitation gazeuse fine et tympanisme : incision à la partie supérieure et externe de la cuisse, pus, matières intestinales deux ou
trois jours après : injections impossibles, douloureuses. Mort. —
Autopsie : Épiploon déjeté à droite et adhérent; rétrécissement de
l'iléon au niveau de la valvule; deux perforations sur le cœcum.
Nerf crural compris dans la cavité de l'abcès.

OBS. XXXIII. (Résumée). — Lawrence, British Med. Journ. et Gaz
méd., Paris, 1859, p. 89.

F. 22 ans, pâle et chétive : douleurs dans régions iliaque et
hypogastrique droites, frissons, tumeur, abcès : ouverture artificielle : pus, gaz fétides; puis deux jours après matières fécales, pendant 14 jours. Guérison rapide.

OBS. XXXIV. (Résumée). — Nélaton, Pathologie chir., t. IV, p. 48
1857.

F. 32 ans, suites de couches : quelques symptômes de péritonite;
douleurs dans la région sacrée. Après plusieurs mois, abcès ouvert
à la paroi abdominale antérieure, du côté droit : pus, fèces, gaz;
puis pus et gaz sans odeur fécale. Plus tard, pus par le rectum, gaz
par la fistule. Guérison au bout de trois mois.

OBS. XXXV. (Résumée). — Velpeau, Leç. or. de clin. chir., t. I,
p. 543, 1840.

F. 58 ans, constipation habituelle; douleur dans la région iliaque
droite, et fièvre. Ouverture spontanée de l'abcès, au bout de trois
jours : pus, gaz, mucosités intestinales, matières stercorales, os an-
guleux. Guérison au bout de 43 jours.

OBS. XXXVI. (Résumée). — Id. p. 546.

Castin J. 17 ans, symptômes d'ulcérations intestinales; fistule à
droite, matières et gaz intestinaux, à la suite d'un vaste abcès.
Opérations (V. Traitement). — Fistule permanente.

Obs. XXXVII. (Résumée). — Dupuytren, loc. cit., p. 342.

H. 24 ans, plusieurs ouvertures fistuleuses : pus et matières fécales, à la suite d'un phlegmon; pus par les selles. État général grave, puis amélioration et guérison après quelques mois.

Obs. XXXVIII. (Résumée). — Id. p. 344.

H. 33 ans, faible, scrofuleux, abcès de la fosse iliaque droite, à marche lente : ouverture spontanée au bout de trois mois. Pus, et deux ou trois mois plus tard, pépin de raisin, puis matières fécales liquides et jaunes : guérison, récidive, et guérison définitive.

Obs. XXXIX. (Résumée). — P. Dubois, Bull. de la Fac. de méd., t. VII, p. 1, 1820-21.

Cogordan H. âgé de 25 ans, bateleur, ayant avalé une lame métallique flexible, longue de 10 pouces et demi, large d'un pouce; douleurs à la poitrine, à l'épigastre, à l'ombilic, constipation : au bout de trois mois et demi, abcès dans la fosse iliaque droite, ouverture artificielle, matières fécales brunes, roussâtres, fistule stercorale : deux abcès et deux fistules secondaires. Plusieurs mois après, dilatation et débridement du trajet fistuleux, extraction du corps étranger : matières fécales abondantes par la plaie, cessent huit jours après l'opération. Guérison au bout d'un mois.

Obs. XL. (Résumée). — Trécourt, Mém. et obs. de chir., 1769, p. 147.

F. 48 ans, douleur à trois doigts au-dessous de l'ombilic et à droite. Au bout d'un mois, abcès, ouverture artificielle. Contre-ouverture à gauche et séton. Fistule stercorale quinze jours après. Mort au bout de dix-sept jours. Pas d'autopsie.

IV. Fistules pyo-stercorales consécutives aux abcès de la fosse iliaque gauche.

XLI. (Résumée). — Gosselin, Clin. chir., t. II, p. 271.

H. Gonflement dans le voisinage et au-dessus du trajet inguinal gauche; pendant longtemps, pas de fluctuation. Puis abcès avec gaz : ouverture artificielle, fistule stercorale. Guérison après plusieurs mois.

Obs. XLII. (Résumée). — Palmer, The American Journ. of Obstetrics, etc., 1878, p. 426.

F. fausse couche de trois mois, phlegmon du ligament large gauche. Suppuration. Ponction, puis incision. Dix jours après, aliments non digérés par la plaie ; occlusion complète après plusieurs mois. Grossesse trois mois après, récidive : guérison définitive au bout d'un mois.

Obs. XLIII. (Résumée). — Jullian, th. Paris, 1876, p. 43.

Céline C. 40 ans, pas d'antécédents ; douleur dans la fosse iliaque gauche, constipation ; six semaines après fissure ombilicale, pus infect. Incision, contre-ouverture, matières fécales. — OEdème des membres inférieurs ; diarrhée. Mort. Autopsie : perforation du côlon descendant. Muscles psoas et iliaques ramollis. Adhérences.

Obs. XLIV. (Résumée). — Verneuil, Soc. de chir., 1874, p. 199.

Jeune fille de 19 ans, épuisée par de longues souffrances et une suppuration abondante. Au-dessus de l'arcade crurale gauche, fistule stercorale ; pus, gaz, matières fécales depuis six mois, à la suite d'une fausse couche, qui avait donné lieu à un phlegmon de la fosse iliaque, avec symptômes généraux graves ; pus dans les selles. Matières stercorales n'apparaissant que par intervalles par la fistule. Injections non supportées. Mort par fièvre hectique et inanition. Pas d'autopsie.

Blin. 9

Obs. XLV. (Résumée). — Id., p 200.

Marie T., 41 ans, cause inconnue, phlegmon de la fosse iliaque gauche. Au bout de six mois, ponction avec un trocart courbe : drain, pus en abondance ; deux ou trois jours après, matières fécales ; lavements ressortant par la plaie. Le drain est retiré un mois et demi après. Retour des accidents au bout de 15 jours ; ils durèrent deux mois, et la malade sortit améliorée de l'hôpital. Elle rentra 40 jours après, la fistule s'était reformée. État général grave, fièvre hectique, accidents pulmonaires. Injections. Opération (V. chap. Traitement). Grande amélioration. Mort, un mois environ après l'opération : œdème anémique et sphacèle des membres inférieurs. Autopsie : lésions viscérales, stéatose du foie, péritonite ancienne, perforation de l'S iliaque.

Obs. XLVI. (Résumée). — Whitmore, The Lancet, vol. I, p. 175

Mme S. 41 ans, rhumatisante. Douleurs à l'épigastre, aux hypochondres, fièvre, amaigrissement. Au bout de deux mois et demi, abcès région lombaire gauche. Ponction, fistule stercorale. Mort cinq mois après le début des accidents, par affaiblissement progressif. — Autopsie : Péritoine sain, trois perforations du côlon descendant. Foyer rempli de matières fécales. — A droite, seconde cavité remplie de pus.

Obs. XLVII. (Résumée). — Huteland's Journal der Praktischen Heilkunde, Bd. 2. s. 286.

H. 40 ans, constipation habituelle. — Abcès de la région lombaire gauche. Incision : pus fétide, puis gaz. Fistule stercorale. Guérison lente.

V. Fistules pyo-stercorales consécutives aux abcés de la fosse iliaque (côté inconnu).

Obs. XLVIII. (Résumée). — Gosselin, loc. cit., p. 272.

H..., tumeur dure et profonde à l'hypogastre, prise d'abord pour un cancer de l'épiploon. Fluctuation au bout de neuf mois : incision, fistule, corps étranger, os.

Obs. XLIX. (Résumée). — Culan, loc. cit. p. 21.

X... Symptômes d'étranglement interne; abcès stercoral, incision, pus, bile, matières fécales. Deux récidives, à dix-huit mois d'intervalle ; fistule permanente.

Obs. L. (Résumée). — William Hinds, The Brit. Med. Journ., 1870, [vol. II, p. 690.

Emma N..., 39 ans, caverne pulmonaire. Abcès entre pubis et ombilic; ponction. Liquide jaune clair, visqueux, avec gaz, puis matières fécales. Mort au bout de dix-huit mois. Autopsie; vieilles adhérences, perforation du petit intestin.

Obs. LI (résumée). — Robinson. London med. gaz., 1834, t. XIV, p. 859.

Clara Hunt, 8 ans 1/2, délicate, scrofuleuse, diarrhée habituelle. Abcès ouvert artificiellement à l'ombilic. Pus, matières fécales, couleur de boue. Mort. Perforation de l'intestin grêle.

Obs. LII. (Résumée). — Louis, Mémoires de l'Acad. royale de chir., t. III, p. 196.

H..., glisse dans un escalier, effort pour ne pas tomber; trois jours après, tumeur à l'aine, gonflement de la cuisse. Abcès énorme, ouvert douze jours après l'accident. Pus, matières fécales quelques jours après : fistule permanente.

Obs. LIII. (Résumée). — De La Motte, Traité de chir., t. I, p. 214 3e édition.

F... Phlegmon s'étendant de l'aine à l'ombilic, ouverture spontanée en deux jours, pus, matières fécales; régime diététique, guérison, plusieurs enfants.

Obs. LIV. (Résumée).—P. Ruysch, Observationum anatomico-chirurgicarum centuriæ, 1691, p. 71.

Petite fille qui avait avalé une aiguille; au bout d'un certain temps, tumeur au pli de l'aine, cataplasmes, puis ouverture avec une lancette; pus, aiguille, matières fécales; guérison spontanée.

VI. FISTULES PYO-STERCORALES ACCOMPAGNÉES DE VERS INTESTINAUX.

Obs. LV. (Résumée). — G. d'Antonio, Il Morgagni, 1874, p. 665.

N. N..., 54 ans, douleurs abdominales et constipation après fatigues; cinq jours après, grosseur à l'aine gauche, ascarides lombricoïdes dans les garde-robes, sous l'influence de l'huile de ricin et de la santonine. Le phlegmon ayant augmenté, est ouvert au niveau de l'arcade crurale : pus fétide, ascarides nombreux par la plaie, matières intestinales, pépin de poire. Guérison complète au bout de deux mois.

Obs. LVI. (Résumée). — Coppola, Il Filiatre Sebezio, Gaz. méd., Paris, 1843, p. 192.

Enfant, 9 ans, tumeur douloureuse à gauche de l'ombilic, fièvre, fluctuation, incision; sortie immédiate de 2 lombrics, puis de 45 en quelques jours, fistule stercorale; guérison lente.

Obs. LVII. (Résumée). — Fages, dans Charcellay, Rec. des trav. de la Soc. méd. d'Indre-et-Loire, 1839, p. 16.

H..., 27 ans, tumeur phlegmoneuse de l'aine droite, fièvre, ouverture avec le bistouri, issue de pus fluide, fétide, et de matières fécales. Quatre vers strongles morts, assez longs, sortirent du fond de l'abcès ; le lendemain absence de matières fécales, dans le pus : guérison au bout de sept semaines.

Obs. LVIII. (Résumée). — Arch. de méd., 1838, t, I, p. 481.

Enfant 14 ans, lymphatique, troubles intestinaux depuis un an, fièvre. Abcès à l'ombilic, ouverture spontanée: pus, ascarides, sang, matières stercorales. Guérison.

Obs. LIX. (Résumée). — Mondière, l'Expérience, 1838, t. II, p. 71,

F..., 33 ans; depuis son enfance vers dans les garderobes; tumeur du volume d'un œuf de pigeon dans l'aine, avec sensation de frémissement. Fluctuation: incision, pus, lombrics, matières fécales. Guérison en quelques semaines.

Obs. LX. (Résumée). — Il Filiatre Sebezio, 1837, et Gaz. méd., 1837, p. 428.

Enfant, 7 ans, douleurs abdominales, surtout à l'ombilic, depuis un an. Abcès ouvert spontanément à l'ombilic; pus, lombrics, fistule stercorale.

Obs. LXI. (Résumée). — Arch. méd., 1828, t. XVII, p. 99.

F..., 44 ans, troubles intestinaux ; depuis deux ans, tumeur du volume d'une noix, à l'aine droite; puis phlegmon étendu. Eschare, ponction : ascarides, pus, matières fécales. Guérison au bout d'un mois.

Obs. LXII. (Résumée). — Jose Benio de Castro-Torreira. Diario gén. de las scienc. méd., Barcelona, 1827 et Arch. de méd., 1828, t. 17, p. 99.

Femme, 44 ans, rendant habituellement des vers depuis deux ans ; tumeur dans l'aine droite du volume d'une noix ; la tumeur devient phlegmoneuse, une eschare gangréneuse se forme au centre ; vomissements, fièvre, ouverture de l'eschare ; deux vers lombrics sont extraits de la tumeur; sortie ultérieure d'ascarides et de matières fécales pendant deux mois environ, administration des anthelminthiques ; guérison six semaines après la sortie du dernier lombric.

Obs. LXIII. (Résumée). — Saint-Laurens, Journ. de Sédillot, 1817, t. 60, p. 182.

H..., maire de sa commune, tumeur à l'aine, fluctuation, ouverture spontanée, issue de pus, de matières stercorales et de deux lombrics. Un jour après, deux nouveaux lombrics: guérison six semaines après.

Obs. LXIV. (Résumée). — Poussin, Journ. Corvisart, 1817, t. 40, p. 81.

Enfant, ulcère à l'ombilic, par tiraillements du cordon, fistule stercorale. Lombrics, pendant plusieurs mois.

Obs. LXV et LXVI. — Thomas a Veiga . Comment. ad cap. V, lib. I, dans Schenck, rapportée dans Davaine (des Entozoaires.)

Deux individus, attaqués de vers, virent tout à coup sortir par l'aine des lombrics qui avaient perforé l'intestin et les parois du ventre. L'un guérit, l'autre conserva toute sa vie une fistule stercorale.

Obs. LXVII. — D. Thomas Cneulinus, De suis observationibus, dans Schenck.

Un paysan, âgé de 40 ans, eut un abcès dans l'aine qui s'ouvrit spontanément; il en sortit des matières fécales, et quelques jours après des lombrics; le malade mourut.

Obs. LXVIII. — Ancien Journal, 1781, t. 56, p. 330.

F..., 40 ans; bonne santé habituelle, tumeur de la grosseur d'un œuf de pigeon à l'aine droite; deux ouvertures spontanées: pus, cucurbitains, matières fécales. Occlusion de l'un des orifices un mois après ; occlusion lente du deuxième. Guérison complète.

Obs. LXIX. — Marteau, Journ. de méd., 1756, t.   , p. 100.

Fille de 7 ans. Tumeur phlegmoneuse. Ouverture spontanée à l'ombilic. Issue de trois lombrics. Pendant six mois, matières chyleuses, pus, treize vers sortent par l'ouverture. Guérison complète après deux ans.

Obs. LXX. (Résumée). — Ancien, Journ., t. V, p. 100.

M. Delattre, âgée de 7 ans; ascite chronique ; tumeur à l'ombilic, ouverture spontanée ; pus, lombrics, matières chyleuses, haricots verts. Guérison en dix-huit mois.

Obs. LXXI. — Garmann, Ephem., nat. cur., 1670, déc. I, Ann. I, p. 283.

La femme d'un boulanger eut sous l'ombilic, et près du pubis, un abcès de la grosseur d'une noix qui s'ouvrit spontanément ; il en sortit des matières fécales, et peu après cinq vers lombrics ; des anthelminthiques firent évacuer plus de cent vers ; guérison en trois semaines.

Obs. LXXII. — Guilielmi Fabricii Hildani..... Centuriæ, M. DC. VI. (Centuri prima, obs. LIV, p. 153.

Anno 1601, mense octobri, Nicod Estopeypaganus de Trey quinquagenarius et homo robustissimus, acutissimo dolore colico, maxime sub costis mendosis lateris sinistri, et ventris constipatione correptus est. Quum autem nulla adhibuisset idonea remedia, et excrementa supra modum indurata, por angustiam (quam Caspanus Bauhinus Anatomicus et Botanicus insignis, in colo intestino primus observavit) permeare non possent; intestinum verò in ea parte excrementorum et flatuum copiâ turgeret, exacerbatus est dolor et cruciatus. Inde febris vehemens et continua, item vomitus, syncopæ frequentes, deliria, aliaque graviora symptomata secuta sunt, ita ut præsens vitæ periculum immineret. Accensa in colo inflammatio degeneravit in abcessum, simul et *excrementa,* et lumbrici aliquot manarunt. Ego itaque literis clarissimi ac reverendi D. Johannis Merulæ apud Paterniacenses Pastoris vigilantissimi, et Abraham Estopei ibidem Ludimoderatoris, advocatus, ægrum in extremis invenio languoribus. Nam præter symptomata superiora, ipsa quoque excrementa toto bimestri per ulcus emanarant. Remediis tamen tum interius tum exterius adhibitis, olor, febris, aliaque symptomata sensim remiserunt, itaut trimestri spatio, Deo gratia, pristinæ sanitati, nulla relicta fistula, restitutus fuerit. Qua de re hactenus.

———————

INDEX BIBLIOGRAPHIQUE.

ANTONIO (Giosué d'A). — Fistola stercoracea spontaneamente guarita, in Il Morgagni Giornale, 1874, p. 665.

BARTHÉLÉMY. — Ann. de la chir. franç., 1841, t. II, p. 288.

BARTHOLOW (Roberts). — On typhlitis and perityphlitis, or diseases of the cœcum and Appendix resulting in Abscess in the right Iliac Fossa......, in American Journal of the Medical science, 1866, p. 351, 354, 356, 357.

BÉGIN. — Art. Fistules, in Dict. en 15, t. VIII.

BÉRARD. — Art. Abcès, in Dict. en 30, t. I.

— Art. Abcès stercoraux, in Dict. en 30, t. XXVIII.

BERNUTZ. — Art. Abdomen, in Dict. méd. et chir. prat.

BOURRIENNE. — Journ. de méd. et de chir., 1775, t. XLIII, p. 64.

BOYER. — Traité des maladies chirurgicales, t. VI, p. 109 (5e édit.).

BURNE (John). — De l'inflammation chronique et des ulcères perforants du cœcum, et de l'appendice vermiforme et des abcès stercoraux qui en résultent, Gaz. méd., Paris, 1838, t. VI, pp. 402 et 403.

CAMPBELL (A. John). — Case of perityphlitic abscess; with remarks, in the Brit. Med. Journ., 1870, t. I, p. 130.

CHANDELUX : obs. de phlegm. iliaq., in Lyon médical, 1873, t. XII, p. 511.

CHARCELLAY. — Rec. des travaux de la Soc. méd. d'Indre-et-Loire, 1839, p. 16.

CHASSAIGNAC. — Abcès stercoraux, in Traité de la suppuration, t. II, p. 372, 396 et 412.

— Tumeurs enkystées de l'abdomen, th. conc., Paris, 1851.

CHOPART. — Maladies des voies urinaires, t. II, p. 122.

COPPOLLA. — Il Filiatre Sebezio, et Gaz. méd., Paris, 1843, p. 192.

CORBON. — Abcès de la fosse lombaire, th. Paris, 1873.

COURBON. — Mém. sur les abcès des fosses iliaques, Paris, 1873, p. 37

CNEULINUS (Thomas). — De suis observationibus, dans Schenck.

CRUVEILHIER (J). — Art. Abdomen, in Dict. en 15, t. I.

CULAN. — Marche comparative des abcès par perforation intestinale et des abcès puerpéraux de la fosse iliaque, th. Paris, 1878.

DANCE. — Arch. méd., 1832, IVe série, t. XXX, p. 147.

— (Husson et). Répert, d'An. et Phys. path. de Breschet, t. IV, p. 74.

DAVAINE. — Entozoaires, p. 194, 1877.

De La Motte. — Traité complet de chirurgie (M. DCC. LXXI), 3e éd.
t. I, p. 214, obs. LIII.

Demarquay. — Société de chirurgie, 1874.

Denucé. — Art. Abdomen, in Dict. de méd. et de chir. prat., t. I,
p. 126.

Desormeaux. — Art. Fistules, in Dict. méd. et Chir. pr.

Després. — Art. Iliaque et Intestin, in Dict. méd. et Ch. pr.

Dubois (P.). — Sur un corps étranger introduit dans les voies digestives, in Bull. de la Fac. de méd. de Paris, 1820-21, t. XVII,
p. 1.

Dupuytren. — Leç. or. de clin. chir., t. III, p. 342, 343, 344 (1833).

Id. — Art. Abcès et Anus, in Dict. en 15, t. I et III.

Ettmuller. — Ueber eine Phthisis Psoæ, nebst einigen diagnostischen
Bemerkungen ueber Psoitis, in Hufeland's j. der pract. Heilk.
(1816), t. XLIII, trad. in Biblioth. méd., t. LVIII, p . 381.

Ferrall. — Americ. journ., 1866, p. 357.

Ferrand. — Du psoïtis, th. Paris, 1851, p. 17.

Ferrus. — Art. Psoïte, in Dict. en 30, t. XXVI, p. 266.

Follin et Duplay. — Path. ext., t. V : Abc. périnéph., p. 777, et Abc.
de la fosse iliaque, p. 791 et suiv.

Foucher. De l'anus contre nature, th. Paris, 1857.

Frank. — De curandis hominum morbis, in caput Nephritis, t. II,
p. 196,

Gardien. — Journ. clin. des hôpit. de Lyon, t. II, p. 453.

Garmann. — Ephem. nat. cur., 1670, déc., ann. I, p. 283.

Gendrin. — Journ. gén. de méd., 1828, t. CII, p. 95.

Goebel. — Th. Paris, 1876.

Gosselin. — Clin. chir., t. II, p. 271 (1879).

Id. — Soc. chir., t. IV, p. 138.

Grisolle. — Path. int., art. Abc. des fosses iliaques.

Id. — Mém. sur le phlegmon des fosses iliaques, in Arch. méd. 1839,
t. IV, p. 145 et suiv.

Guyon (F.). — Art. Anus contre nature, in Dict. encycl.. t. V, p. 503
(1876).

Hallé (Ch.). — Des phlegmons périnéphrétiques, th. Paris (1863),
p. 88.

Hilden (F. de). — Centuria prima, obs. LIV, p. 153 (MDCVI).

Hinds (William). — The British medical journ., 1870, vol. II, p. 690.

Hufeland's Journal der praktischen Heilkunde, Bd 2, s. 286.

Jaccoud. — Path. int., t. II, p. 332, et Appendice, p. 108.

Jose Benio de Castro Torreira. — Diario gén. de las sc. méd. Barcelona, 1827, et Arch. méd., 1828, t. XVII, p. 99.

JULLIAN. — Th. Paris, 1876, p. 23, obs. I.

LANCEREAUX. — Art. Rein, in Dict. encycl., p. 331.

LANGENHAGEN (de). — Gaz. hebd., 1861, p. 135.

LAUGIER. — Art. Abcès, in Dict. méd. et ch. pr.

LAWRENCE. — Brit. med. journ. et Gaz. méd., 1859, p. 89.

LEBATARD. — Th. Paris, 1837.

LEGENDRE. — Mém. sur l'anus contre nature, in Mém. de la ociété
de chir., t. V, p. 227.

LOUIS. — Mém. de l'Acad. roy. de chir., t, III, p. 196.

MARCANO. — Psoïte traum., th. Paulr, 1877.

MARCHAL (de Calvi). — Th. agrég., 1844.

MARTEAU. — Journ. de méd., 1756, t. V, p. 100.

MELIER. — Journ. gén. T. C. et Arch. méd., 1827.

MENIÈRE. — Arch. méd., 1828, t. XVII, p. 188 et 526.

MERLING (Fr.). — L'Expérience, 1838, t. I, p. 342.

MONDIÈRE. — L'Expérience, 1838, t. II, p. 71.

MOUBLET. — Anc. Journ., t. IX, p. 244.

NÉLATON. — Path. chir,, t. IV, p. 486 1857.

PALMER. — The American journal of obstetrics and..., 1878, p. 426.

PARMENTIER. — Abcès périnéphr., Union médicale, 1862.

PAULET. — Obs. in Soc. chir., 1874, p. 207.

PAULIER. — Typhlite et pérityphlite. Th. Paris, 1875.

PETER. — De la migration des corps étrangers du tube digestif à travers la paroi abdominale, in Arch. méd., 1855, 5e série, t. VI,
p. 330.

Id. Th. Culan et Communic. à la Société de médecine, 25 avril 1874.

POISSON. — Contribution à l'étude des phlegmons de la paroi abdominale antérieure.

POSTHUMA. — De intestini cœci, etc. Pathologia. Groning, 1836, p. 92.

POUSSIN. — Journal Corvisart, 1817, t. XL, p. 81.

PUCHELT. — Heidelberg Klinische Annalen, t. VIII, cah. 4.

RAYER. — Maladies des reins, t. I, p. 571.

ROBINSON. — London med. gaz., t. XVI, p. 797.

Id. — London med. gaz., t. XIV, p. 859.

RUYSCH. — Observationum anatomico-chirurgicarum centuriæ, 1691,
p. 71, obs. 55.

SAINT-LAURENS. — Journ. de Sédillot, 1817, t. LX, p. 182.

SCARPA. — Traité des hernies.

SECOND-FÉRÉOL. — De la perforation de la paroi abdominale antérieure dans les péritonites. Th. Paris, 1859.

SÉDILLOT. — Ann. de la chir. fr. et étr., 1844, t. II, p. 305.

SIREDEY. — Art. Péritonite, in Dict. méd. et ch. pr.

Southam. — The Lancet, 1840, p. 565.

Thomas a Veiga. — Comment. ad cap. V, lib. I, dans Schenk.

Thompson. — The Lancet, 1873, vol. I, p. 736.

Tranfaglia (Dottor Gabriele). Il Morgagni giornale, 1875, p. 276 et 278.

Trécourt. — Mém. et obs. de chir., 1769. p. 147.

Trousseau. — Clin. méd., Abcès périnéphr., t. III, p. 763.

Vaquier. — Abcès fétides. Th. Paris, 1876.

Velpeau. — Leçons or. de clin. chir., t. I, p. 543.

Id. —   —   t. III, p. 371.

Id. — Anus contre nature, in Dict. en 30, t. III, p. 342.

Verneuil. — Soc. chirurgie, 1874, p. 195-210.

Vigla. — Société anatomique, 7e bullet., 1837.

Wedrychowski. — Contribution à l'étude des abcès de la paroi abdominale antérieure. Th. Paris, 1879.

Whitmore. — Observation sur une psoïte suppurée et sur une perforation de l'intestin côlon, avec abcès stercoral, in the Lancet, vol. I, n° 218, p. 175, et Journ. gén. de méd., t. CII, 1828, p. 95.

TABLE DES MATIÈRES.

Pages.

AVANT-PROPOS... 5
Divisions... 8

PREMIÈRE PARTIE.................................... 10

CHAPITRE PREMIER, — *Etiologie*.......................... 10
    Tableau comparatif des divers abcès ayant donné
      lieu à des fistules pyo-stercorales.............. 12
    Cause anatomique....................................... 15
    Fréquence 16
    Age.. 16
    Sexe 16
    Siège.. 17

CHAPITRE II. — *Anatomie pathologique*.................... 18
    1º Cavité intermédiaire, ou pyo-stercorale........ 19
    2º Orifice de communication avec l'intestin....... 26
      Siège de la perforation intestinale............ 29
    3º Trajet fistuleux................................... 31
    4º Contenu de la cavité pyo-stercorale............. 34
    5º Orifice cutané de la fistule.................... 35
      Siège de l'orifice cutané...................... 36
    6º Lésions de voisinage. Lésions viscérales........ 37

CHAPITRE III. — *Physiologie pathologique*................ 40
    § I. Mécanisme de la production de la fistule. Méca-
      nisme du passage des matières intestinales dans
      la cavité intermédiaire et du pus dans l'intestin. 40

§ 2. Mécanisme de la guérison spontanée et causes
de la permanence des fistules pyo-stercorales...   46

CHAPITRE IV. — *Symptomatologie. Complications*.........   49
    A. Symptômes prémonitoires...................   49
    B. Symptômes de la fistule confirmée............   51
    1° Matières excrétées par la plaie extérieure......   51
    a. Pus.......................................   52
    b. Matières venant de l'intestin..................   54
    c. Mode d'écoulement des matières par la fistule...   58
    2° Matières rendues par l'anus..................   60
    3° De quelques phénomènes accessoires..........   62
    a. Douleur..................................   62
    b. Vomissements.............................   64
    4° Etat de la nutrition........................   64
    C. Complications.............................   66
    I. Locales...................................   66
    II. Générales................................   68

CHAPITRE V. — *Marche. Durée. Terminaisons. Suites de la
guérison. Récidives*............................   69
    1° Marche..................................   69
    2° Durée....................................   71
    3° Terminaisons.............................   72
    Influence du sexe............................   72
    —   du siège de l'abcès.................   73
    4° Suites de la guérison. Récidives............   74

CHAPITRE VI. — *Pronostic*.......................   75

CHAPITRE VII. — *Diagnostic*......................   77

CHAPITRE VIII. — *Traitement*.....................   81
    1° Traitement préventif.......................   82
    2° Traitement palliatif........................   83
    3° Traitement curatif.........................   86

Conclusions... 90

DEUXIÈME PARTIE............................... 93

Observations...................................... 93
    I. Fistules pyo-stercorales consécutives aux abcès
      périnéphrétiques............................ 93
    II. Fistules pyo-stercorales consécutives aux péri-
      typhlites 104
    III. Fistules pyo-stercorales consécutives aux abcès
      de la fosse iliaque droite..................... 116
    IV. Fistules pyo-stercorales consécutives aux abcès
      de la fosse iliaque gauche.................... 129
    V. Fistules pyo-stercorales consécutives aux abcès
      de la fosse iliaque (côté ignoré)............... 131
    VI. Fistules pyo-stercorales accompagnées de vers
      intestinaux................................ 132

Index bibliographique........................ 137